Soins Infirmiers

en Chirurgie

Maxillo-faciale

Le Guide Complet

ALEXANDRE CAREWELL

Table des matières

« *La chirurgie maxillo-faciale : là où la main habile redonne forme et fonction à chaque visage.* »

Chapitre 1 :
INTRODUCTION À LA CHIRURGIE MAXILLO-FACIALE

Définition et historique

La chirurgie maxillo-faciale, dans sa forme la plus pure, est l'art et la science de diagnostiquer, prévenir et traiter les maladies, les blessures et les malformations de la bouche, des maxillaires et des structures faciales adjacentes. Elle incarne une fusion délicate entre la médecine dentaire et la médecine générale, offrant des soins holistiques qui transcendent le simple aspect esthétique.

L'histoire de cette spécialité remonte à l'antiquité. Bien que les techniques et les instruments aient été rudimentaires, les anciennes civilisations, telles que les Égyptiens et les Romains, possédaient déjà une certaine compréhension de l'anatomie bucco-faciale. Des textes datant de plusieurs millénaires témoignent de tentatives pour corriger des fractures ou des malocclusions.

Avec le Moyen Âge et la Renaissance, l'approche de la médecine s'est institutionnalisée. Malgré cela, les pratiques chirurgicales, surtout celles du visage, étaient souvent limitées par un manque de connaissances anatomiques précises et par des croyances superstitieuses. Ce n'est qu'à partir des 16e et 17e siècles, avec des figures comme Ambroise Paré en France, que la chirurgie maxillo-faciale a commencé à se démarquer en tant que spécialité.

La première guerre mondiale a été un tournant majeur. Les blessures dévastatrices subies par les soldats ont nécessité une approche chirurgicale spécialisée, menant à des avancées remarquables en chirurgie reconstructive. C'est dans ce contexte tumultueux que la chirurgie maxillo-

15

faciale a émergé comme une discipline distincte, avec des praticiens dévoués cherchant à restaurer non seulement la fonction, mais aussi l'esthétique, reconnaissant l'importance psychologique de l'apparence faciale.

Aujourd'hui, cette spécialité ne se limite pas aux interventions post-traumatiques. Elle couvre un spectre large, allant de la chirurgie orthognathique pour corriger les malocclusions, à la chirurgie oncologique pour traiter les tumeurs, en passant par des interventions esthétiques. Avec l'avènement de la technologie et des techniques avancées, la chirurgie maxillo-faciale continue d'évoluer, offrant des solutions toujours plus innovantes aux défis complexes du visage et de la bouche.

La chirurgie maxillo-faciale est le fruit d'une histoire riche et complexe, née des besoins profonds de l'humanité de soigner, de restaurer et d'embellir. Elle reste un domaine en constante évolution, témoignant de la quête sans fin de l'homme pour la perfection médicale et esthétique.

La portée et la diversité des interventions

La chirurgie maxillo-faciale, avec sa portée impressionnante, s'étend bien au-delà des opérations de routine sur les dents et les gencives. Elle englobe une variété d'interventions qui reflètent la complexité de l'anatomie et des fonctions de la région orale et faciale.

Commencez par envisager les pathologies congénitales, comme les fentes labio-palatines. Ces malformations, présentes dès la naissance, nécessitent une intervention chirurgicale pour restaurer la forme et la fonction, permettant à l'enfant de manger, de parler et de respirer normalement. Les interventions dans ces cas ne sont pas seulement fonctionnelles; elles ont également des implications esthétiques et psychologiques profondes pour le patient et sa famille.

La chirurgie orthognathique, quant à elle, traite des anomalies squelettiques de la mâchoire. Qu'il s'agisse d'une mâchoire avancée, reculée, ou d'une asymétrie faciale, ces opérations visent à réaligner les structures osseuses pour améliorer la mastication, la respiration, la parole, et bien sûr, l'apparence du patient.

Les traumatismes, qu'ils soient dus à des accidents de la route, des chutes, des violences ou des activités sportives, peuvent entraîner des fractures des os du visage ou des lésions des tissus mous. Dans ces situations, l'intervention d'un chirurgien maxillo-facial est cruciale pour réparer, réaligner et restaurer la zone affectée à son état naturel.

L'oncologie trouve également sa place dans ce domaine. Les tumeurs, qu'elles soient bénignes ou malignes, peuvent se développer dans la cavité buccale, les glandes salivaires, ou d'autres parties du visage et du cou. Leur excision, suivie parfois de chirurgie reconstructive, est essentielle pour sauver des vies tout en préservant, autant que possible, la fonction et l'esthétique.

De plus, les avancées technologiques ont permis l'émergence de la chirurgie esthétique faciale, où les interventions vont de la rhinoplastie à la chirurgie des paupières, en passant par les liftings et les injections.
Mais la diversité ne s'arrête pas là. Pensez à la chirurgie des glandes salivaires, à l'excision des kystes et des tumeurs bénignes, ou encore aux procédures pour traiter des conditions comme l'apnée du sommeil.

La chirurgie maxillo-faciale, par sa vaste portée, est véritablement à la croisée des chemins entre art et science. Elle allie une compréhension approfondie de l'anatomie et de la physiologie à une sensibilité esthétique aiguisée, le tout au service de la guérison, du bien-être et de la confiance retrouvée des patients.

L'évolution technologique et son impact sur la spécialité

Dans le domaine médical, les avancées technologiques ont toujours joué un rôle pivot, ouvrant la voie à des diagnostics plus précis, des traitements plus efficaces et une meilleure qualité de vie pour les patients. La chirurgie maxillo-faciale, en tant que spécialité, n'échappe pas à cette règle et a bénéficié de manière spectaculaire de ces progrès.

La **radiologie numérique**, par exemple, a révolutionné la façon dont les chirurgiens visualisent l'anatomie orale et faciale. L'imagerie 3D, comme la tomographie volumique à faisceau conique (CBCT), offre une vue détaillée des structures osseuses et tissulaires, permettant une planification chirurgicale précise et minimisant les risques.

Le **modélisme 3D** est une autre innovation qui a pris d'assaut la chirurgie maxillo-faciale. Grâce à l'impression 3D, les chirurgiens peuvent créer des maquettes physiques des structures faciales d'un patient, leur permettant de pratiquer et de prévoir les procédures avant même d'entrer au bloc opératoire. Cela est particulièrement utile pour les chirurgies complexes ou reconstructives.

La **télémédecine** a également laissé son empreinte. Avec la capacité de consulter à distance, les chirurgiens maxillo-faciaux peuvent offrir leur expertise à des patients dans des régions éloignées ou inaccessibles, brisant ainsi les barrières géographiques.

Les **instruments chirurgicaux** eux-mêmes ont également évolué. Des instruments miniaturisés et robotisés permettent désormais des interventions moins invasives, avec des incisions plus petites, des temps de récupération plus courts et moins de complications postopératoires.

L'**intégration de l'intelligence artificielle** représente une autre révolution. Avec des algorithmes sophistiqués qui peuvent analyser des radiographies, prédire des complications potentielles, et même guider les chirurgiens pendant certaines étapes des procédures, l'IA s'est avérée être une alliée précieuse.

Cependant, malgré tous ces avantages, l'évolution technologique apporte également des défis. La formation continue devient impérative pour maîtriser les nouvelles technologies. De plus, l'adoption de ces innovations peut exiger des investissements financiers conséquents, sans parler des préoccupations éthiques liées, par exemple, à la télémédecine ou à l'IA.

L'évolution technologique a indubitablement remodelé la chirurgie maxillo-faciale, la propulsant dans une ère d'efficacité, de précision, et de possibilités quasi illimitées. Mais comme toute avancée, elle doit être abordée avec discernement, équilibrant toujours l'enthousiasme pour le nouveau avec le respect inébranlable pour la sécurité et le bien-être du patient.

Chapitre 2 :
LE RÔLE ESSENTIEL DE L'INFIRMIER

L'importance de la relation infirmier-patient

Dans le vaste monde de la santé, la relation entre l'infirmier et le patient se distingue souvent comme le pivot central autour duquel gravite une expérience de soins réussie. En chirurgie maxillo-faciale, une spécialité touchant l'un des aspects les plus visibles et expressifs de notre identité, cette relation prend une dimension encore plus critique.

Imaginez un patient venant de subir une intervention chirurgicale pour corriger une déformation faciale ou enlever une tumeur. Les émotions sont intenses : il peut y avoir de la peur, de l'appréhension quant à l'apparence post-opératoire, de l'inquiétude concernant la douleur ou les complications. Dans ces moments de vulnérabilité, l'infirmier devient souvent le premier point de contact, la personne vers laquelle le patient se tourne pour obtenir du réconfort, des réponses et de l'assurance.

La confiance est au cœur de cette relation. Un infirmier compétent et empathique peut instaurer un sentiment de sécurité, assurant au patient qu'il est entre de bonnes mains. Cette confiance facilite la communication, encourageant le patient à poser des questions, à exprimer ses préoccupations et à suivre les conseils et les instructions postopératoires.

L'éducation est une autre facette essentielle. Les infirmiers jouent un rôle clé dans l'éducation des patients sur les soins postopératoires, les médicaments, les signes d'infection ou d'autres complications, et les étapes de récupération. Une bonne compréhension de ces éléments peut non seulement améliorer les résultats cliniques, mais aussi réduire l'anxiété du patient.

La chirurgie maxillo-faciale, en touchant au visage, peut avoir des implications **psychologiques** profondes. L'infirmier, par sa proximité et son interaction continue avec le patient, est souvent mieux placé pour détecter des signes de détresse émotionnelle, de dépression ou d'anxiété. En reconnaissant ces signes, l'infirmier peut faciliter une intervention précoce, qu'il s'agisse d'un soutien psychologique, d'une thérapie ou d'autres ressources.

Enfin, il ne faut pas sous-estimer le pouvoir du **réconfort humain**. Un mot gentil, une écoute attentive, ou simplement une présence rassurante peuvent faire des merveilles pour le bien-être émotionnel d'un patient. Dans une spécialité où l'apparence, l'identité et la fonction se croisent, ces gestes humains prennent une importance particulière.

La relation infirmier-patient en chirurgie maxillo-faciale ne se limite pas à la simple administration de soins. C'est une alliance, une collaboration basée sur la confiance, l'éducation, la compréhension et l'empathie, visant à assurer non seulement le bien-être physique, mais aussi émotionnel et psychologique du patient. C'est cette relation qui, souvent, fait la différence entre une expérience de soins impersonnelle et une guérison holistique.

L'infirmier comme point central de la coordination des soins

En pénétrant dans les dédales du monde médical, on découvre rapidement que le processus de soins est comparable à une symphonie complexe. Chaque professionnel de santé joue une partition unique, indispensable à l'harmonie de l'ensemble. Au cœur de cette mélodie se trouve l'infirmier, souvent assimilé à un chef d'orchestre silencieux mais efficace, coordonnant les soins avec une dextérité sans pareil.

En chirurgie maxillo-faciale, la complexité des interventions et des traitements nécessite une collaboration étroite entre divers spécialistes : chirurgiens, anesthésistes, radiologues, kinésithérapeutes, nutritionnistes, et parfois même psychologues. C'est ici que l'infirmier émerge, non seulement comme un dispensateur de soins, mais également comme un communicateur central, reliant chaque membre de l'équipe, veillant à ce que chaque étape du traitement soit orchestrée avec précision.

Dès la phase préopératoire, c'est l'infirmier qui se trouve souvent au premier plan, recueillant les antécédents médicaux du patient, préparant ce dernier à l'intervention, et communiquant les informations pertinentes à l'équipe chirurgicale. Par la suite, au réveil, dans cette phase postopératoire délicate, l'infirmier surveille les signes vitaux, gère la douleur, et s'assure que le patient se rétablit comme prévu, tout en tenant informés les autres professionnels de santé des progrès ou des éventuelles complications.

Mais la coordination des soins ne s'arrête pas là. L'infirmier joue également un rôle primordial dans l'éducation du patient et de sa famille. Il leur enseigne les soins à domicile, les signes d'alerte à surveiller, et les guide à travers le processus de convalescence. Ce rôle éducatif de l'infirmier renforce le lien entre le patient et l'équipe médicale, assurant une continuité des soins même après la sortie de l'hôpital.

L'infirmier est également un défenseur infatigable des besoins et des droits du patient. En veillant à ce que chaque patient reçoive des soins adaptés à ses besoins individuels, en l'écoutant et en relayant ses préoccupations à l'équipe médicale, l'infirmier garantit que la voix du patient est toujours entendue et respectée.

En chirurgie maxillo-faciale comme dans d'autres domaines médicaux, la coordination des soins ne peut être véritablement effective sans le rôle central de l'infirmier. Son expertise, sa compassion et sa capacité à communiquer avec l'ensemble de l'équipe médicale font de lui un maillon indispensable dans la chaîne des soins, assurant une prise en charge harmonieuse et centrée sur le patient.

Les compétences spécifiques à la chirurgie maxillo-faciale

La chirurgie maxillo-faciale, avec ses procédures délicates et ses implications souvent profondes sur l'identité et la fonction des patients, exige des compétences spécifiques de la part des infirmiers qui y œuvrent. Ces compétences ne se limitent pas seulement à la maîtrise des techniques de soins, mais englobent également une panoplie de connaissances, d'aptitudes relationnelles et d'habiletés particulières à la spécialité.

Premièrement, **la connaissance anatomique et physiologique** du visage et de la mâchoire est essentielle. Comprendre la complexité des structures osseuses, musculaires, vasculaires et nerveuses du visage permet à l'infirmier d'anticiper les besoins du patient, d'évaluer précisément son état et de prévenir d'éventuelles complications.
Par ailleurs, la **maîtrise des techniques postopératoires spécifiques** à la chirurgie maxillo-faciale est cruciale. Ceci inclut la surveillance des voies respiratoires, la gestion des drains et des pansements, ainsi que la reconnaissance des

signes d'infections ou d'autres complications courantes dans cette spécialité.

L'infirmier en chirurgie maxillo-faciale doit également développer une **sensibilité psychologique accrue**. En effet, les interventions sur le visage peuvent avoir un impact émotionnel profond sur le patient, lié à des questions d'identité, d'esthétique et de perception de soi. Être à l'écoute, faire preuve d'empathie et rassurer le patient deviennent des compétences inestimables dans ce contexte.

La **communication interprofessionnelle** est une autre compétence clé. L'infirmier est souvent le lien entre le patient et l'équipe chirurgicale, traduisant les préoccupations et les besoins du patient tout en relayant les directives médicales. Cette capacité à naviguer entre le patient et les divers spécialistes impliqués est essentielle pour assurer la continuité et la qualité des soins.

De plus, les **compétences en matière d'éducation** prennent une importance particulière. Instruire le patient sur les soins à domicile, la prise de médicaments, les exercices de rééducation ou même les régimes alimentaires adaptés, nécessite une pédagogie adaptée et une patience inébranlable.

Enfin, avec l'évolution constante des techniques chirurgicales et des technologies médicales, l'infirmier doit posséder une **capacité d'adaptation** et un désir d'apprentissage continu. Se tenir informé des dernières avancées, participer à des formations régulières et échanger avec ses pairs sont autant de démarches essentielles pour rester à la pointe de la spécialité.

La chirurgie maxillo-faciale, par sa nature unique et ses implications profondes, demande à l'infirmier une combinaison de compétences techniques, relationnelles et éducatives. Ces compétences, conjuguées avec passion et dévouement, garantissent une prise en charge optimale et centrée sur le patient, reflétant le cœur même de la profession infirmière.

Chapitre 3 :
LE QUOTIDIEN
EN SERVICE MAXILLO-FACIAL

L'arrivée du patient : de l'accueil
à la préparation pré-opératoire

Lorsqu'un patient arrive pour une intervention en chirurgie maxillo-faciale, c'est souvent avec une mélange d'anticipation, d'anxiété et d'espoir. Cette période pré-opératoire est cruciale, car elle jette les bases d'une expérience chirurgicale réussie et d'une guérison optimale. Elle exige donc une attention particulière de la part de l'équipe médicale, et l'infirmier joue un rôle prépondérant à chaque étape.

Dès le premier contact, **l'accueil** est essentiel. Un sourire chaleureux, une écoute attentive et une présence rassurante peuvent rapidement apaiser les inquiétudes d'un patient nerveux. L'infirmier prend alors le temps de vérifier les informations essentielles : l'identité du patient, le type d'intervention prévue, les antécédents médicaux, les médicaments en cours, et bien sûr, de répondre aux éventuelles questions.

Ensuite, la **phase d'évaluation** débute. C'est le moment pour l'infirmier de réaliser un bilan clinique complet. Cette évaluation comprend des mesures vitales, une revue des systèmes, et en particulier une évaluation attentive de la zone faciale. Toute anomalie, douleur, ou particularité doit être notée et communiquée à l'équipe chirurgicale.

Après l'évaluation, la **préparation concrète** à l'intervention commence. Cela peut inclure la mise en place d'une voie veineuse périphérique, l'administration de médicaments préopératoires ou l'application de solutions antiseptiques sur la zone à opérer. Tout au long de cette préparation, l'infirmier veille à informer le patient des étapes à venir, rassurant et clarifiant les procédures afin de minimiser l'anxiété.

L'aspect **éducatif** est également primordial à cette étape. L'infirmier prend le temps d'expliquer à nouveau le déroulement de l'intervention, les soins postopératoires prévus, ainsi que les signes ou symptômes qui nécessiteraient une attention médicale immédiate après l'opération. Cette phase d'éducation est une opportunité pour le patient de poser des questions, d'exprimer des préoccupations et de se sentir acteur de son propre parcours de soins.

La préparation pré-opératoire est aussi le moment idéal pour aborder les **aspects émotionnels et psychologiques** de l'intervention. Les interventions maxillo-faciales, en touchant au visage, peuvent susciter des préoccupations esthétiques et identitaires. En discutant ouvertement des craintes, des espoirs et des attentes, l'infirmier peut aider le patient à aborder la chirurgie avec une perspective équilibrée et positive.

De l'accueil initial à la préparation pré-opératoire, chaque étape est cruciale pour instaurer un climat de confiance, d'information et de bienveillance. L'infirmier, par sa proximité et sa compétence, joue un rôle pivot pour assurer que le patient aborde son intervention avec sérénité, bien informé et bien préparé.

L'accompagnement
pendant l'intervention

Le moment de l'intervention chirurgicale représente l'apogée d'un parcours souvent marqué par l'anticipation et l'inquiétude pour le patient. Même si l'infirmier n'est généralement pas l'acteur principal de cette phase, son rôle d'accompagnateur demeure crucial pour assurer le bien-être du patient et le bon déroulement de la procédure.

D'abord, avant que le patient n'entre dans la salle d'opération, l'infirmier effectue une **dernière vérification** des données essentielles. Cela comprend la confirmation de l'identité du patient, de l'intervention prévue, ainsi que de la présence de tous les consentements éclairés signés. Cette étape rassure le patient en lui montrant que chaque détail est pris en compte et qu'il est entre de bonnes mains.

Une fois dans la salle d'opération, l'infirmier aide à **installer le patient** de manière sécuritaire et confortable. Les appareils de surveillance sont mis en place : électrocardiogramme, mesure de la pression artérielle, oxymétrie de pouls... L'infirmier veille à ce que le patient soit bien couvert, protégé et que sa dignité soit respectée à tout moment.

Tout au long de l'intervention, l'infirmier de bloc opératoire, souvent appelé **"infirmier instrumentiste"**, travaille en étroite collaboration avec le chirurgien. Il prépare et fournit les instruments nécessaires, anticipe les besoins de l'équipe chirurgicale et garantit la stérilité du champ opératoire. Sa connaissance approfondie des procédures en chirurgie maxillo-faciale lui permet d'agir avec rapidité et précision.

Parallèlement à l'infirmier instrumentiste, l'**infirmier circulant** se déplace librement dans la salle d'opération. Son rôle est de s'assurer que l'équipe dispose de tout le matériel nécessaire, de communiquer avec l'extérieur de la salle en cas de besoin, et de surveiller l'environnement pour garantir la sécurité du patient.

Même en l'absence de communication verbale directe avec le patient sous anesthésie, la **présence rassurante** de l'infirmier est palpable. Chaque geste, chaque vérification est effectuée avec un souci du bien-être du patient, assurant son confort et sa sécurité.

Enfin, lorsque l'intervention touche à sa fin, l'infirmier prépare le **transfert du patient** vers la salle de réveil. Il s'assure que le patient est stable, que tous les drains, cathéters et dispositifs de surveillance sont en place, et que la transition vers la phase postopératoire se fera en toute fluidité.

Pendant l'intervention en chirurgie maxillo-faciale, l'infirmier demeure un pilier central. Bien que moins visible pour le patient endormi, son rôle est essentiel pour la sécurité, l'efficacité et le succès de la procédure. Son expertise, sa vigilance et son dévouement garantissent que, même dans le silence et la concentration de la salle d'opération, le patient est accompagné et protégé à chaque instant.

La prise en charge post-opératoire

La période post-opératoire est une phase tout aussi délicate que l'intervention elle-même. Pour le patient, c'est un moment de vulnérabilité, d'inconfort et parfois de douleur. Pour l'infirmier, c'est un temps de surveillance, d'écoute et de soutien, garantissant une récupération saine et rapide.

À peine l'intervention terminée, la **transition** vers la salle de réveil commence. Le patient est transféré avec précaution, tout en veillant à maintenir sa stabilité hémodynamique. L'infirmier en salle de réveil prend le relais, évaluant les constantes vitales, surveillant les signes de réveil et établissant un premier contact rassurant avec le patient.

Une fois réveillé, l'une des principales préoccupations est la **gestion de la douleur**. Grâce à une évaluation régulière de l'intensité de la douleur à l'aide d'échelles adaptées, l'infirmier administre les antalgiques prescrits, ajuste les doses si nécessaire et veille à la bonne tolérance des médicaments.

L'**évaluation** de la zone opérée est également primordiale. L'infirmier surveille l'absence d'hématome, d'infection ou de signes d'une complication post-opératoire. Les drains, les sutures et les pansements sont inspectés et entretenus régulièrement. Tout changement est consigné et partagé avec l'équipe médicale.

Le **rétablissement fonctionnel** est un autre objectif clé de cette période. L'infirmier encourage le patient à bouger, à suivre des exercices de physiothérapie si nécessaires et veille à sa nutrition et son hydratation, notamment après des interventions qui peuvent impacter la capacité à manger ou boire normalement.

La **communication** avec le patient et sa famille est essentielle. L'infirmier prend le temps d'expliquer les soins effectués, les sensations que le patient peut ressentir, et rassure sur le déroulement normal de la récupération. Les craintes, les questions et les besoins du patient sont pris en compte, instaurant un climat de confiance et de collaboration.

Avant la sortie, une **éducation thérapeutique** est mise en place. L'infirmier fournit des informations sur les soins à domicile, les médicaments à prendre, les signes d'alerte à surveiller et la reprise des activités quotidiennes. Des brochures ou des fiches peuvent être remises pour servir de référence au patient.

Enfin, la **coordination** avec les autres professionnels de santé (kinésithérapeute, diététicien, psychologue) est parfois nécessaire pour assurer une prise en charge globale, intégrant toutes les dimensions du bien-être du patient.

La période post-opératoire en chirurgie maxillo-faciale est donc un moment intense d'accompagnement, de soutien et d'expertise. L'infirmier, par son approche holistique, veille non seulement à la cicatrisation physique mais aussi au bien-être émotionnel et psychologique du patient, garantissant une récupération complète et sereine.

Chapitre 4 :
TECHNIQUES
ET PROTOCOLES SPÉCIFIQUES

Les procédures d'asepsie et de stérilisation

La chirurgie maxillo-faciale, comme toute autre spécialité chirurgicale, exige un environnement stérile pour prévenir les infections post-opératoires et garantir la sécurité du patient. Les procédures d'asepsie et de stérilisation sont donc au cœur de cette discipline, représentant le socle sur lequel repose le succès de chaque intervention.

L'asepsie, c'est avant tout une philosophie. Elle consiste à prévenir la contamination par des micro-organismes pathogènes. Cela débute bien avant le patient n'entre dans la salle d'opération :

Nettoyage et désinfection des locaux : La salle d'opération, la salle de réveil et les zones adjacentes doivent être nettoyées rigoureusement avec des produits adaptés. Les sols, les surfaces, les équipements, tout est scrupuleusement désinfecté.

Préparation du patient : Avant l'intervention, le patient est douché avec un savon antiseptique. La zone opératoire est ensuite rasée si nécessaire, puis nettoyée et désinfectée avec une solution antiseptique appropriée.

Habillage de l'équipe médicale : Le chirurgien, l'infirmier, et tout le personnel impliqué doivent se vêtir de tenues stériles : charlotte, masque, surblouse, gants. L'habillage se fait selon une procédure précise pour éviter toute contamination.

La stérilisation concerne les instruments et équipements qui entreront en contact direct avec le patient :

Nettoyage des instruments : Après leur utilisation, les instruments sont nettoyés pour éliminer tout résidu de sang, tissu ou autre substance. Cela peut être réalisé manuellement ou à l'aide de machines spécialisées.

Désinfection : Les instruments subissent ensuite une désinfection, souvent grâce à des bains ultrasoniques qui éliminent les micro-organismes présents.

Stérilisation proprement dite : Les instruments sont placés dans des autoclaves, des machines qui utilisent la vapeur sous pression pour tuer toute forme de vie microbienne. La stérilisation est validée par des indicateurs biologiques et chimiques.

Stockage : Une fois stérilisés, les instruments sont conservés dans des emballages stériles, dans des endroits secs, propres et à l'abri de la lumière directe. Leur utilisation est consignée, et leur date de péremption est surveillée.

L'infirmier, notamment celui spécialisé en bloc opératoire, est souvent responsable de la gestion et du respect des procédures d'asepsie et de stérilisation. Sa connaissance pointue, son souci du détail et son engagement pour la sécurité des patients font de lui un acteur essentiel dans la prévention des infections nosocomiales.

En chirurgie maxillo-faciale, où les interventions touchent des zones sensibles comme le visage, et sont parfois à proximité d'ouvertures naturelles comme la bouche ou les sinus, l'importance de l'asepsie et de la stérilisation est cruciale. Ces procédures garantissent non seulement la réussite des opérations mais préservent aussi la confiance du patient envers l'équipe médicale.

Les soins des plaies et des drains

La chirurgie maxillo-faciale, impliquant des interventions sur des structures essentielles du visage et de la mâchoire, exige une attention particulière aux plaies post-opératoires et aux drains. Ces soins sont essentiels non seulement pour assurer une bonne cicatrisation, mais également pour éviter les complications telles que les infections ou les hématomes.

Soins des plaies :

Évaluation initiale : Après l'intervention, l'infirmier examine la plaie pour détecter toute signe d'infection, de saignement excessif, ou de problèmes de sutures. Cette première évaluation permet de définir une ligne de base pour les soins ultérieurs.

Nettoyage : La propreté de la plaie est essentielle pour prévenir les infections. Un nettoyage doux avec une solution saline ou un antiseptique doux peut être effectué, en évitant de frotter la zone.

Pansements : Les pansements stériles sont utilisés pour protéger la plaie de la contamination et pour absorber tout exsudat. L'infirmier veille à changer les pansements aussi souvent que nécessaire, en respectant les recommandations du chirurgien.

Surveillance : La plaie est régulièrement évaluée pour s'assurer qu'elle guérit correctement. Tout signe d'infection (rougeur, chaleur, douleur, pus) ou de problème de cicatrisation est immédiatement signalé.

Soins des drains :

Fonction du drain : Les drains sont souvent utilisés en chirurgie maxillo-faciale pour évacuer l'excès de liquide ou de sang qui pourrait s'accumuler dans la zone opérée. Cela aide à réduire le risque d'hématome et d'infection.

Surveillance du débit : L'infirmier mesure et enregistre régulièrement la quantité et la nature du liquide drainé. Des variations soudaines peuvent indiquer un problème.

Entretien du site d'insertion : Tout comme pour les plaies, le site d'insertion du drain est nettoyé et protégé par un pansement stérile. Il est également surveillé pour détecter toute signe d'infection ou d'irritation.

Retrait du drain : Le drain est retiré sur ordonnance du chirurgien, généralement lorsque le volume drainé diminue en dessous d'un certain seuil. L'infirmier veille à ce que cette procédure soit aussi douce que possible pour le patient et assure ensuite la prise en charge du site post-retrait.

L'infirmier en chirurgie maxillo-faciale joue un rôle pivot dans la prise en charge des plaies et des drains. Grâce à son expertise, son sens de l'observation et sa diligence, il garantit une guérison optimale pour le patient, tout en prévenant les complications post-opératoires. Cette responsabilité requiert non seulement des compétences techniques, mais aussi une capacité à rassurer et à guider le patient à travers chaque étape de sa récupération.

La gestion de la douleur et des complications potentielles

La chirurgie maxillo-faciale, qui concerne des zones sensibles et essentielles du visage et de la mâchoire, entraîne fréquemment des douleurs post-opératoires. Outre la douleur, il existe d'autres complications potentielles qui requièrent une prise en charge spécifique. L'infirmier est en première ligne pour gérer ces aspects, assurant ainsi le bien-être du patient et une récupération optimale.

Gestion de la douleur :

Évaluation : L'infirmier évalue régulièrement la douleur du patient en utilisant des échelles d'auto-évaluation ou d'observation, selon la capacité du patient à communiquer.

Administration d'antalgiques : En fonction de l'évaluation de la douleur et des ordonnances médicales, l'infirmier administre les médicaments analgésiques. Cela peut aller des antalgiques simples aux opioïdes pour les douleurs plus sévères.

Thérapies non médicamenteuses : Selon la situation, l'infirmier peut également proposer des techniques de relaxation, des massages ou d'autres interventions pour aider à soulager la douleur.

Éducation du patient : L'infirmier informe le patient sur la douleur attendue, sa gestion et l'importance de signaler toute variation ou augmentation de la douleur.

Complications potentielles :

Hématomes et saignements : Une attention particulière est portée à la détection précoce d'hématomes ou de saignements excessifs. Tout changement est signalé et des interventions appropriées sont mises en place.

Infections : Malgré des mesures d'asepsie strictes, le risque d'infection post-opératoire existe toujours. L'infirmier surveille les signes d'infection, tels que la rougeur, la chaleur, le gonflement, la douleur ou la présence de pus.

Troubles sensoriels : Des interventions sur le visage peuvent entraîner des troubles temporaires ou permanents de la sensation. L'infirmier évalue régulièrement la sensibilité du patient et le guide dans la gestion de ces troubles.

Difficultés respiratoires : Certaines chirurgies, en particulier celles près des voies respiratoires, peuvent entraîner des obstructions ou des difficultés à respirer.

L'infirmier est vigilant et dispose des équipements nécessaires pour intervenir rapidement en cas de besoin.

Problèmes esthétiques et psychologiques : La chirurgie maxillo-faciale peut avoir un impact sur l'apparence du patient. L'infirmier soutient le patient dans l'acceptation de son nouvel aspect et l'oriente vers des spécialistes si nécessaire.

La gestion de la douleur et des complications en chirurgie maxillo-faciale nécessite une combinaison de compétences cliniques, de communication et d'empathie. L'infirmier, par son rôle central, est le garant du confort et de la sécurité du patient, assurant ainsi une expérience post-opératoire aussi douce que possible et facilitant la voie vers une guérison complète.

Chapitre 5 :
LES DÉFIS ÉMOTIONNELS
ET PSYCHOLOGIQUES

Comprendre et gérer
l'anxiété du patient

En chirurgie maxillo-faciale, une intervention sur des parties aussi visibles et sensibles du corps que le visage et la mâchoire est source d'inquiétude pour de nombreux patients. Cette anxiété, parfois profondément ancrée, peut être exacerbée par la peur de l'inconnu, l'appréhension de la douleur ou des résultats esthétiques. Pour l'infirmier, la compréhension de cette anxiété est primordiale, car elle joue un rôle crucial dans la préparation du patient à l'intervention et dans sa récupération post-opératoire.

L'anxiété n'est pas simplement une réaction émotionnelle ; elle s'inscrit également dans le corps. Elle peut se manifester par une augmentation du rythme cardiaque, une transpiration excessive, des tremblements, ou encore une sensation d'oppression. Il est donc vital que l'infirmier soit en mesure de reconnaître ces symptômes et d'adapter son approche en conséquence.

L'établissement d'une relation de confiance entre l'infirmier et le patient est la première étape essentielle pour gérer l'anxiété. Une écoute active, un ton rassurant et une attitude empathique sont autant d'éléments qui permettent d'établir cette confiance. De plus, offrir au patient un espace pour exprimer ses peurs et ses préoccupations, tout en fournissant des informations claires et honnêtes sur ce à quoi il peut s'attendre, peut considérablement réduire l'anxiété.

La préparation du patient joue également un rôle majeur. En expliquant les étapes de l'intervention, les sensations qu'il pourrait ressentir et le processus de guérison, l'infirmier offre au patient des outils pour anticiper et comprendre ce qui se passe, réduisant ainsi la peur de l'inconnu.

Mais la gestion de l'anxiété ne s'arrête pas à la communication. L'utilisation de techniques de relaxation, comme la respiration profonde, la méditation guidée ou la musique thérapeutique, peut également aider à apaiser le patient avant et après l'intervention.

Enfin, il est essentiel de comprendre que chaque patient est unique. Alors que certains peuvent trouver du réconfort dans la connaissance, d'autres peuvent avoir besoin de distractions ou de simples mots d'encouragement. L'infirmier, par son rôle central dans le parcours de soins du patient, a la possibilité et la responsabilité d'adapter son approche pour répondre au mieux aux besoins individuels de chaque patient, assurant ainsi une expérience plus sereine et favorisant une guérison optimale.

La résilience de l'infirmier face aux cas difficiles

Travailler dans le domaine médical, et plus spécifiquement en chirurgie maxillo-faciale, expose l'infirmier à une multitude de défis. Qu'il s'agisse de patients aux pathologies complexes, de complications inattendues ou de situations émotionnellement éprouvantes, la capacité de l'infirmier à rebondir et à persévérer est mise à rude épreuve. Cette résilience, loin d'être innée, se construit et se cultive tout au long de la carrière.

Les cas difficiles en chirurgie maxillo-faciale peuvent engendrer des émotions variées : tristesse face à un jeune patient victime d'un accident, frustration devant une chirurgie ne donnant pas les résultats escomptés, ou stress face à une urgence médicale. Ces émotions, si elles ne sont pas gérées, peuvent mener à l'épuisement professionnel, au détachement ou même à des erreurs médicales. La résilience devient alors une compétence essentielle pour maintenir le bien-être personnel de l'infirmier tout en garantissant des soins de qualité au patient.

L'une des premières étapes pour développer cette résilience est la prise de conscience et l'acceptation. Accepter que l'on ne peut pas toujours tout contrôler, que chaque patient est unique et que, malgré toute la compétence et la dévotion, des issues défavorables peuvent survenir. Cette prise de conscience permet d'éviter le piège de l'auto-culpabilité.

La formation continue et l'échange avec des pairs jouent également un rôle crucial. En apprenant de nouvelles techniques, en partageant des expériences ou en obtenant des conseils de collègues, l'infirmier renforce sa capacité à gérer des situations complexes. L'entraide et la solidarité au sein d'une équipe peuvent atténuer les impacts émotionnels des cas difficiles.

Une autre stratégie clé réside dans le développement de compétences d'auto-soin. Cela peut inclure des techniques de relaxation, comme la méditation ou la pratique d'activités qui apportent du réconfort, qu'il s'agisse de sport, d'art ou de loisirs. Prendre le temps pour soi, loin du contexte hospitalier, permet de se ressourcer et de retrouver un équilibre émotionnel.

Enfin, pour certains infirmiers, la supervision ou le recours à un soutien psychologique peut être bénéfique, offrant un espace sécurisé pour exprimer et traiter les émotions liées à leur pratique.

La résilience n'est pas seulement la capacité à surmonter des épreuves, c'est aussi la capacité à grandir à travers elles. Pour l'infirmier en chirurgie maxillo-faciale, développer cette qualité permet non seulement d'assurer une prise en charge optimale des patients, même dans les cas les plus complexes, mais également de préserver son bien-être et sa passion pour ce métier exigeant et profondément gratifiant.

L'importance du soutien d'équipe et du débriefing

Au cœur de l'agitation d'un service de chirurgie maxillo-faciale, l'importance du travail d'équipe ne peut être sous-estimée. Les soins médicaux ne sont pas l'œuvre d'un individu isolé, mais le résultat coordonné d'un ensemble d'experts qui mettent leurs compétences et leurs connaissances en commun. Le soutien d'équipe et le débriefing sont deux éléments cruciaux qui renforcent cette cohésion et garantissent la qualité des soins.

Le soutien d'équipe :

Les procédures en chirurgie maxillo-faciale peuvent être longues, délicates et stressantes. Durant ces moments, l'interdépendance entre les membres de l'équipe est palpable. Un chirurgien dépend de son instrumentiste, qui dépend de son aide-opératoire, qui lui-même compte sur l'infirmier en salle de réveil. Cette chaîne d'interdépendance forme un maillage solide et sécurisant pour le patient.

Le soutien d'équipe va au-delà de la simple assistance technique. Il s'agit aussi de soutien émotionnel. Face à des situations éprouvantes ou des décisions difficiles, savoir que l'on peut compter sur l'épaule d'un collègue ou sur son expertise est un atout inestimable. Ce sentiment de camaraderie et de solidarité non seulement atténue le stress, mais renforce également le sentiment d'appartenance et la motivation au sein de l'équipe.

Le débriefing :

Après une procédure, surtout si elle a été particulièrement complexe ou si des complications sont survenues, il est essentiel de prendre un moment pour analyser ce qui s'est passé. C'est là qu'intervient le débriefing.

Le débriefing n'est pas seulement un outil pour identifier d'éventuelles erreurs ou améliorations. C'est avant tout un espace de parole, où chaque membre de l'équipe peut exprimer ses ressentis, ses préoccupations et ses suggestions. Il offre un moment de réflexion collective, favorisant l'apprentissage mutuel et la consolidation des liens d'équipe.

En outre, le débriefing a une dimension émotionnelle. Il permet d'exprimer des sentiments qui, autrement, pourraient rester refoulés, comme la frustration, la tristesse ou l'incompréhension. En partageant ces émotions, l'équipe trouve souvent une forme d'apaisement et de résolution, évitant ainsi l'accumulation de tensions.

En chirurgie maxillo-faciale, où les enjeux sont à la fois techniques et humains, l'importance du soutien d'équipe et du débriefing ne peut être négligée. Ces éléments contribuent non seulement à l'efficacité et à la sécurité des soins, mais aussi au bien-être des professionnels qui, jour après jour, œuvrent pour la santé et le rétablissement de leurs patients.

Chapitre 6 :
COLLABORER
AVEC L'ÉQUIPE CHIRURGICALE

La dynamique de l'équipe opératoire

L'équipe opératoire est le moteur essentiel derrière chaque intervention réussie en chirurgie maxillo-faciale. Comme une horloge suisse, chaque composant doit fonctionner en harmonie pour assurer l'efficacité, la sécurité et la qualité des soins. La dynamique de cette équipe est façonnée par des relations interpersonnelles, des compétences techniques et des rôles bien définis, le tout orchestré avec précision.

La composition de l'équipe :
L'équipe opératoire en chirurgie maxillo-faciale est souvent composée du chirurgien maxillo-facial, de l'assistant chirurgical, de l'infirmier de bloc opératoire (IBODE), de l'anesthésiste et du technicien de stérilisation. Chaque membre a une fonction précise, mais tous doivent travailler en symbiose.

La communication :
La clé d'une équipe opératoire efficace est une communication fluide et claire. En chirurgie, où chaque seconde compte, il est impératif que les instructions, les demandes et les observations soient transmises rapidement et sans ambiguïté. Un chirurgien peut demander un instrument spécifique à l'IBODE, qui doit anticiper ce besoin. L'anesthésiste doit constamment informer le chirurgien de l'état du patient. Cette communication se fait souvent par des mots, mais aussi par des gestes, des regards, une compréhension mutuelle développée par l'expérience.

La confiance mutuelle :

La confiance est un élément fondamental de la dynamique de l'équipe. Le chirurgien doit avoir confiance en son assistant pour suivre ses mouvements et anticiper ses besoins. L'IBODE doit faire confiance à ses collègues pour maintenir l'environnement stérile. L'anesthésiste doit faire confiance au reste de l'équipe pour signaler tout changement dans l'état du patient. Cette confiance se construit avec le temps, la formation, la cohérence et la répétition.

Les défis et la résolution de conflits :

Comme dans toute équipe, des tensions peuvent surgir. Des désaccords sur la technique, des erreurs, des malentendus ou simplement la pression de l'environnement opératoire peuvent mener à des frictions. La clé est de résoudre ces conflits rapidement et professionnellement, en privilégiant le bien-être du patient. Des débriefings réguliers et des sessions de formation d'équipe peuvent aider à anticiper et à gérer ces situations.

La formation continue et l'évolution :

La chirurgie maxillo-faciale est un domaine en constante évolution. De nouvelles techniques, instruments et technologies émergent régulièrement. L'équipe opératoire doit être proactive dans sa formation pour rester à la pointe de la spécialité. Cette soif d'apprentissage renforce également la cohésion de l'équipe, car ils évoluent et grandissent ensemble dans leur expertise.

La dynamique de l'équipe opératoire en chirurgie maxillo-faciale est une danse complexe de compétences, de confiance et de communication. Quand elle fonctionne à son meilleur niveau, elle assure non seulement la réussite des interventions, mais forge également des liens professionnels et personnels durables entre ses membres. Ces liens sont le cœur battant de tout service chirurgical, propulsant l'équipe vers l'excellence.

La communication interprofessionnelle

Au sein d'un hôpital ou d'une clinique, la communication interprofessionnelle est la pierre angulaire qui permet de garantir la sécurité des patients et l'efficacité des soins. En chirurgie maxillo-faciale, où les procédures peuvent être délicates, complexes et multidisciplinaires, une communication claire et coordonnée entre les différents professionnels de santé est cruciale. Cette communication dépasse le simple échange d'informations : elle établit des relations de confiance, facilite la prise de décision et assure une coordination fluide des soins.

La variété des interlocuteurs :
La chirurgie maxillo-faciale ne concerne pas uniquement le chirurgien et son patient. Elle implique une pléthore d'autres spécialistes : anesthésistes, radiologues, orthodontistes, pathologistes, infirmiers, physiothérapeutes, et même parfois des psychologues ou des travailleurs sociaux. Chacun de ces professionnels apporte une expertise spécifique, et leur collaboration harmonieuse est essentielle pour une prise en charge holistique du patient.

L'importance du langage commun :
Avec autant d'experts impliqués, il est crucial d'établir un langage commun pour éviter les malentendus. Les terminologies médicales peuvent varier d'une spécialité à l'autre. Se mettre d'accord sur un vocabulaire commun, compréhensible par tous, est la première étape vers une communication interprofessionnelle efficace.

Les outils de communication :
Les dossiers médicaux partagés, les systèmes informatiques intégrés et les réunions de concertation pluridisciplinaire (RCP) sont autant d'outils qui favorisent une communication fluide. Les RCP, en particulier, sont des

moments clés où tous les spécialistes concernés par un cas se réunissent pour discuter, échanger des idées, et élaborer un plan de traitement optimal.

La gestion des désaccords :
Les désaccords sont inévitables dans un environnement multidisciplinaire. Cependant, ce qui compte, c'est la manière dont ils sont gérés. Une communication ouverte, respectueuse et à l'écoute permet souvent de résoudre les différends et d'arriver à un consensus. Il est crucial de se rappeler que l'objectif principal est le bien-être du patient.
La formation à la communication interprofessionnelle :

Reconnaissant l'importance de cette compétence, de nombreux établissements et organisations professionnelles proposent désormais des formations spécifiques en communication interprofessionnelle. Ces formations visent à renforcer les compétences relationnelles, à sensibiliser aux perspectives des autres spécialités et à promouvoir une culture de collaboration et de respect mutuel.

La communication interprofessionnelle en chirurgie maxillo-faciale n'est pas un luxe, mais une nécessité. Elle est la garantie que chaque patient bénéficie d'une prise en charge globale, où toutes les expertises sont mobilisées et coordonnées pour offrir les meilleurs soins possibles. En cultivant cette culture de communication, les professionnels de santé renforcent non seulement leur efficacité, mais aussi la confiance des patients envers l'équipe qui les soigne.

L'importance des revues de morbidité et de mortalité

Dans le monde médical, l'autoévaluation et l'apprentissage constant sont essentiels pour garantir la sécurité des patients et pour améliorer continuellement la qualité des soins. Les revues de morbidité et de mortalité (RMM) jouent un rôle central à cet égard, en particulier dans des spécialités aussi délicates que la chirurgie maxillo-faciale.

Qu'est-ce qu'une RMM ?

Une revue de morbidité et de mortalité est une réunion structurée au cours de laquelle les professionnels de santé examinent les cas où des patients ont subi des complications (morbidité) ou sont décédés (mortalité). L'objectif n'est pas d'attribuer des fautes, mais de comprendre les causes sous-jacentes, d'apprendre de ces événements et d'apporter des améliorations.

Apprentissage à partir des erreurs :

Même dans les mains les plus compétentes, la médecine n'est jamais exempte de risques. Les complications peuvent survenir pour diverses raisons, qu'il s'agisse d'un facteur imprévisible chez le patient, d'une décision clinique ou d'une faille systémique. En analysant ces cas de manière approfondie, les équipes peuvent identifier des domaines d'amélioration, que ce soit dans leurs techniques, leurs procédures ou leur communication.

Promotion de la culture de sécurité :

Les RMM jouent un rôle essentiel dans la promotion d'une culture de sécurité au sein des établissements médicaux. En encourageant la transparence, l'honnêteté et le partage d'expériences, elles permettent de déstigmatiser l'erreur médicale. Plutôt que de cacher ou de nier les erreurs, les professionnels sont encouragés à les examiner de manière constructive.

Amélioration des procédures et protocoles :

Grâce aux enseignements tirés des RMM, les établissements peuvent mettre en œuvre des changements concrets pour améliorer la sécurité des patients. Qu'il s'agisse d'adopter de nouvelles technologies, de modifier les protocoles chirurgicaux ou de renforcer la formation continue, les actions découlant de ces revues ont un impact direct sur la qualité des soins.

Renforcement de la cohésion d'équipe :
Les RMM peuvent également renforcer la cohésion et la collaboration au sein des équipes médicales. En rassemblant des professionnels de diverses disciplines pour discuter ouvertement de défis complexes, elles créent un espace de confiance mutuelle et de respect.

Les revues de morbidité et de mortalité sont bien plus qu'une simple formalité administrative. Elles sont le reflet d'un engagement profond envers l'excellence clinique et la sécurité des patients. En chirurgie maxillo-faciale, où les marges d'erreur sont minces et les conséquences potentiellement graves, leur rôle est d'autant plus crucial. Elles représentent un pilier de l'amélioration continue, garantissant que chaque intervention, chaque décision, est informée par les leçons du passé.

Chapitre 7 :
ANATOMIE ET PHYSIOLOGIE
DE LA RÉGION MAXILLO-FACIALE

Les structures osseuses

L'exploration de la chirurgie maxillo-faciale nécessite une compréhension approfondie de l'anatomie du visage, en particulier des structures osseuses. Ces os forment le cadre du visage, soutiennent les tissus mous et jouent un rôle crucial dans les fonctions telles que la mastication, la parole et la respiration.

1. L'os frontal :
Situé à la partie supérieure du visage, l'os frontal forme le front et la partie supérieure des orbites. Il joue un rôle essentiel dans la protection du cerveau et l'expression faciale.

2. Les os maxillaires (maxillaires supérieurs) :
Ce sont les os supérieurs de la mâchoire qui soutiennent les dents supérieures et forment le palais dur. Ils jouent un rôle essentiel dans la mastication et l'élocution.

3. L'os mandibulaire (mâchoire inférieure) :
Il s'agit du plus grand os du visage, mobile et articulé avec le crâne. Il soutient les dents inférieures et est essentiel pour la mastication, l'élocution et l'ouverture/fermeture de la bouche.

4. Les os zygomatiques (ou os malaires) :
Situés de chaque côté du visage, ils forment les pommettes et sont impliqués dans la formation de l'orbite.

5. L'os nasal :
Il s'agit des petits os situés à la base du nez, contribuant à la forme et à la structure de cette partie du visage.

6. Les os palatins :
Situés à l'arrière des os maxillaires, ils forment la partie postérieure du palais dur et le plancher de la cavité nasale.

7. Les os lacrymaux :
Ces petits os, situés à l'intérieur de l'orbite, sont en contact avec le canal lacrymal.

8. L'os vomer :
C'est un os fin et plat qui forme la partie postérieure de la cloison nasale.

9. Les os ethmoïde et sphénoïde :
Ces os complexes se trouvent à la base du crâne, jouant un rôle essentiel dans la formation des orbites et la séparation de la cavité nasale du cerveau.

10. La conque nasale inférieure :
Elle est responsable de la circulation et de l'humidification de l'air inhalé à travers les narines.

Les implications chirurgicales :

La connaissance des structures osseuses est vitale pour le chirurgien maxillo-facial. Que ce soit pour la reconstruction après un traumatisme, la correction des malformations congénitales ou les interventions esthétiques, chaque os du visage a ses particularités anatomiques et fonctionnelles. Les techniques chirurgicales, les approches et les procédures varient en fonction de l'os concerné et des structures adjacentes.

La chirurgie maxillo-faciale est un domaine d'une grande précision, exigeant une expertise anatomique poussée. Les structures osseuses du visage, avec leur complexité et leur interrelation, sont au cœur de cette spécialité, garantissant fonctionnalité et esthétique du visage.

La vascularisation et l'innervation

La chirurgie maxillo-faciale, avec son accent sur la restauration et la réparation des structures du visage, requiert une connaissance approfondie de la vascularisation et de l'innervation de cette région. Cela s'avère crucial non seulement pour le succès fonctionnel des interventions, mais également pour minimiser les complications et assurer une récupération optimale.

La vascularisation :
La circulation sanguine du visage est principalement assurée par les branches de l'artère carotide externe.

Artère faciale : Elle parcourt un chemin tortueux sur la face, alimentant les lèvres, le nez et les paupières.

Artère maxillaire : Plus profonde, elle vascularise les dents, les sinus, le palais et une partie des muscles masticateurs.

Artère temporale superficielle : Elle monte vers le cuir chevelu, alimentant la tempe et le cuir chevelu antérieur.

Artère angulaire : C'est la continuation de l'artère faciale et elle vascularise la partie latérale du nez et une partie de l'orbite.

Le retour veineux est assuré par des veines accompagnant ces artères, drainant finalement dans les veines jugulaires internes et externes.

L'innervation :
Le visage est principalement innervé par les branches du nerf trijumeau (V), qui est le cinquième nerf crânien.

Branche ophtalmique (V1) : Elle innerve la paupière supérieure, le front et la partie antérieure du cuir chevelu.

Branche maxillaire (V2) : Elle innerve la paupière inférieure, la joue, le nez, la lèvre supérieure et le palais.

Branche mandibulaire (V3) : Elle est responsable de l'innervation de la mâchoire inférieure, y compris la lèvre inférieure, ainsi que de certains muscles masticateurs.

D'autres nerfs crâniens jouent également un rôle, comme le nerf facial (VII) pour les muscles d'expression faciale, et les nerfs glossopharyngien (IX) et vague (X) pour des régions plus postérieures de la bouche et de la gorge.

Implications chirurgicales :
La connaissance précise de la vascularisation et de l'innervation est essentielle pour éviter les complications, notamment les hémorragies et les déficits sensoriels ou moteurs. Elle permet également au chirurgien de réaliser des anastomoses vasculaires et nerveuses lors de reconstructions complexes, assurant une viabilité et une fonction optimales des tissus transplantés ou réparés.
De plus, avec les avancées technologiques, la chirurgie maxillo-faciale peut maintenant utiliser des techniques d'imagerie avancées pour cartographier ces structures en préopératoire, offrant ainsi une meilleure planification chirurgicale.

L'art de la chirurgie maxillo-faciale réside autant dans la connaissance théorique approfondie des structures anatomiques que dans l'habileté technique. La vascularisation et l'innervation du visage sont des éléments clés de cette connaissance, garantissant des interventions sûres et efficaces.

Particularités tissulaires : muscles, peau, et muqueuses

La chirurgie maxillo-faciale ne concerne pas seulement les os et les articulations; elle interagit profondément avec divers tissus qui recouvrent et soutiennent ces structures. Une compréhension intime des particularités tissulaires est essentielle pour garantir la réussite esthétique et fonctionnelle des procédures.

1. Muscles:

Le visage est un orchestre de muscles qui confèrent expression, émotion et fonction. Leur complexité est telle que chaque muscle a un rôle précis.

- **Muscles de la mastication**: Ils comprennent le masséter, le temporal, et les ptérygoïdiens (latéral et médial). Ils sont essentiels pour ouvrir, fermer et déplacer la mâchoire.
- **Muscles d'expression faciale**: Ces muscles, comme l'orbiculaire des yeux, le zygomatique majeur, et le frontal, permettent une gamme d'expressions émotionnelles, de la surprise au sourire.

La chirurgie de ces muscles nécessite une délicatesse extrême pour éviter une paralysie ou une asymétrie post-opératoire.

2. Peau:

La peau du visage est unique. Elle est fine, possède une vascularisation riche et est souvent exposée au soleil.

- **Élasticité et cicatrisation**: La peau faciale est élastique et a une capacité de guérison impressionnante. Cependant, il est essentiel de faire des incisions précises pour assurer une cicatrisation minimale et discrète.
- **Variations régionales**: La peau varie considérablement entre le front, les paupières, les joues et le menton en termes d'épaisseur et d'élasticité.

3. Muqueuses:

Les muqueuses sont les revêtements intérieurs de la bouche, des joues et du nez. Elles sont humides, sensibles et jouent un rôle crucial dans la sensation et la fonction.

- **Cicatrisation**: Les muqueuses ont une capacité de guérison rapide, mais peuvent être sujettes à des infections si elles ne sont pas correctement soignées.
- **Sensibilité**: Elles sont richement innervées, rendant les procédures chirurgicales dans ces régions particulièrement délicates.

Implications chirurgicales:

Lors de l'intervention sur ces tissus, les chirurgiens doivent tenir compte de leur vascularisation, de leur innervation et de leurs propriétés uniques pour minimiser les cicatrices, préserver la sensation et assurer une récupération et une fonction optimales.

Par exemple, lors de la réalisation de liftings ou de procédures esthétiques, il est vital de comprendre comment la peau et les muscles interagissent pour obtenir un résultat naturel. De même, lors de la chirurgie orale, la compréhension des muqueuses est essentielle pour assurer une guérison correcte et prévenir les complications.

Les tissus mous du visage, bien que souvent éclipsés par l'attention portée aux structures osseuses en chirurgie maxillo-faciale, jouent un rôle tout aussi vital. Leur complexité et leur interdépendance nécessitent une expertise et une attention particulières pour garantir les meilleurs résultats chirurgicaux.

Chapitre 8 :
LES OUTILS ET TECHNOLOGIES
EN CHIRURGIE MAXILLO-FACIALE

Instruments chirurgicaux courants et leur utilisation

La chirurgie maxillo-faciale, comme d'autres spécialités chirurgicales, nécessite une gamme spécifique d'instruments pour effectuer des interventions précises et spécialisées. Ces instruments sont conçus pour s'adapter à la complexité et à la délicatesse des structures anatomiques du visage et de la mâchoire. Voici quelques-uns des instruments les plus couramment utilisés et leur rôle spécifique :

1. Instruments de dissection et d'exposition :
   Scalpels: Ce sont des lames tranchantes utilisées pour faire des incisions précises. Ils peuvent avoir différents designs et tailles de lames adaptés aux différentes régions du visage.
   Ciseaux chirurgicaux: Utilisés pour couper les tissus. Les ciseaux peuvent être droits, courbés et adaptés à la dissection fine ou grossière.
   Écarteurs: Des instruments pour écarter les tissus et offrir une meilleure visibilité pendant la chirurgie. Certains sont auto-retenants, tandis que d'autres nécessitent une manipulation manuelle.
2. Instruments de saisie et de fixation :
   Pinces de dissection: Elles permettent de saisir et de stabiliser délicatement les tissus pendant la dissection ou la suture.
   Pinces hémostatiques: Elles sont utilisées pour saisir et clamper des vaisseaux sanguins, stoppant

ainsi les saignements. Des exemples courants incluent les pinces Kelly et Crile.

3. Instruments osseux :

  Ostéotomes: Des instruments tranchants pour couper ou façonner les os.

  Rongeurs: Utiles pour enlever ou tailler des morceaux d'os.

  Marteaux chirurgicaux: Employés avec des ostéotomes pour appliquer des forces précises lors de la coupe osseuse.

4. Instruments pour sutures :

  Porte-aiguilles: Ils tiennent fermement les aiguilles lors de la suture des tissus.

  Pincettes: Utilisées pour manœuvrer et positionner les sutures lors de leur placement ou de leur retrait.

5. Instruments spécialisés :

  Sonde lacrymale: Un instrument fin pour explorer et dégager les canaux lacrymaux.

  Scie oscillante: Utilisée pour les ostéotomies, en particulier lors des chirurgies orthognathiques.

  Forets chirurgicaux: Pour préparer les sites d'implants dentaires ou pour d'autres interventions nécessitant des trous dans l'os.

6. Aspiration :

  Canules d'aspiration: Elles servent à éliminer les fluides, comme le sang ou la salive, pour garder le champ opératoire propre et clair.

La chirurgie maxillo-faciale requiert une combinaison d'instruments, allant des outils de base aux dispositifs hautement spécialisés. Chaque instrument est conçu pour optimiser l'efficacité et la sécurité des interventions. Une maîtrise parfaite de ces outils, combinée à une compréhension approfondie de l'anatomie faciale, est essentielle pour garantir les meilleurs résultats chirurgicaux.

Technologie d'imagerie : radiographie, scanner, IRM

La chirurgie maxillo-faciale, étant une spécialité centrée sur l'anatomie complexe de la face, du crâne et de la mâchoire, s'appuie fortement sur l'imagerie médicale pour le diagnostic, la planification et l'évaluation des interventions. Examinons de plus près les principales modalités d'imagerie utilisées et leurs spécificités dans ce domaine :

1. Radiographie :
- **Panoramique dentaire**: C'est une technique radiographique qui offre une vue large de la mâchoire supérieure et inférieure. Elle est couramment utilisée pour évaluer les dents, les maxillaires et les pathologies associées.
- **Téléradiographie du crâne**: Une technique spécialisée pour visualiser le crâne en vue latérale. Elle est souvent utilisée en orthodontie et chirurgie orthognathique pour évaluer les relations entre le crâne, la mâchoire et les dents.

2. Tomodensitométrie (TDM ou Scanner) :
- **Représentation en coupe**: Le scanner utilise des rayons X pour produire des images en tranches du corps. En chirurgie maxillo-faciale, il peut fournir des détails précis sur les os de la face et du crâne.
- **Reconstruction 3D**: Grâce à la technologie moderne, les images TDM peuvent être reconstruites pour fournir une visualisation tridimensionnelle. Cela est particulièrement utile pour la planification chirurgicale, comme les interventions de traumatologie ou les chirurgies reconstructrices.
- **Cone Beam CT (CBCT)**: Une variante du scanner classique, le CBCT est spécialement conçu pour l'imagerie cranio-faciale. Il offre des détails de haute résolution avec une dose de radiation réduite, le

rendant idéal pour les interventions dentaires et maxillo-faciales.

3. Imagerie par Résonance Magnétique (IRM) :

Tissus mous et vascularisation: Contrairement au scanner qui est excellent pour l'os, l'IRM excelle dans la visualisation des tissus mous. Elle est souvent utilisée pour évaluer les masses, les tumeurs ou les infections des tissus mous du visage et de la cavité orale.

Visualisation sans radiation: L'IRM utilise des champs magnétiques et non des radiations, ce qui la rend idéale pour des évaluations répétées ou pour les patients sensibles aux radiations.

Contrastes: L'utilisation d'agents de contraste en IRM peut aider à mettre en évidence certaines pathologies ou structures vasculaires.

L'imagerie joue un rôle pivot en chirurgie maxillo-faciale. Que ce soit pour diagnostiquer une pathologie, planifier une intervention ou suivre la guérison post-opératoire, chaque modalité d'imagerie offre des avantages spécifiques. Le choix entre une radiographie, un scanner ou une IRM dépendra de la question clinique à résoudre et des détails anatomiques nécessaires à l'évaluation. Grâce à ces technologies, les chirurgiens peuvent opérer avec une précision accrue, améliorant ainsi les résultats pour les patients.

Innovations récentes : chirurgie assistée par robot, techniques de reconstruction 3D

L'univers de la chirurgie maxillo-faciale est en perpétuelle évolution, avec de nouvelles technologies et techniques qui voient le jour chaque année. Parmi ces innovations, la chirurgie assistée par robot et les techniques de reconstruction 3D se sont particulièrement démarquées ces dernières années.

1. Chirurgie assistée par robot :
   - **Précision accrue**: Les robots chirurgicaux offrent une précision exceptionnelle, réduisant le risque d'erreurs humaines. Ceci est particulièrement utile dans les zones délicates du visage, où une marge d'erreur minimale est cruciale.
   - **Moins invasif**: Les incisions sont souvent plus petites avec la chirurgie robotique, conduisant à des cicatrices réduites et un temps de récupération plus rapide pour le patient.
   - **Amélioration de l'accessibilité**: Dans des zones difficiles à atteindre, les bras articulés du robot peuvent accéder avec une facilité que la main humaine ne peut pas toujours égaler.
   - **Formation et simulation**: Les plateformes robotiques permettent également aux chirurgiens de s'entraîner sur des simulations avant d'effectuer de réelles interventions, augmentant ainsi leur compétence et leur confiance.
2. Techniques de reconstruction 3D :
   - **Planification chirurgicale**: Avec les logiciels de reconstruction 3D, les chirurgiens peuvent visualiser la structure anatomique de leur patient en trois dimensions. Cela leur permet de planifier et de simuler leurs interventions avec une précision inégalée.
   - **Impression 3D**: En combinant la reconstruction 3D avec l'impression 3D, il est possible de créer des implants ou des guides chirurgicaux sur mesure pour chaque patient. Que ce soit pour remplacer un os perdu ou pour guider une incision, cette technologie offre une personnalisation sans précédent.

- **Visualisation pendant l'opération**: Certains systèmes avancés permettent aux chirurgiens de superposer des images 3D sur le champ opératoire pendant l'intervention, servant de guide en temps réel.
- **Formation et éducation**: Les modèles 3D peuvent également être utilisés pour former les étudiants et les jeunes chirurgiens, leur offrant une représentation réaliste des défis qu'ils rencontreront en salle d'opération.

Les innovations technologiques transforment la chirurgie maxillo-faciale, offrant à la fois aux chirurgiens et aux patients des avantages considérables. La chirurgie assistée par robot promet une précision et une sécurité accrues, tandis que les techniques de reconstruction 3D ouvrent la porte à une personnalisation et une planification chirurgicale sans précédent. Ensemble, ces innovations repoussent les frontières de ce qui est possible dans le domaine et promettent des soins plus efficaces, plus sûrs et plus personnalisés pour les patients.

Chapitre 9 :
PATHOLOGIES COURANTES
ET TRAITEMENTS ASSOCIÉS

Tumeurs et lésions
de la région maxillo-faciale

La région maxillo-faciale est une zone anatomiquement complexe englobant la mâchoire, la bouche, le visage, et certaines parties du crâne. La présence d'une multitude de tissus - osseux, dentaires, muqueux, glandulaires, nerveux et vasculaires - rend cette région susceptible à une variété de tumeurs et de lésions, bénignes ou malignes.

1. Tumeurs bénignes :
   Kystes odontogènes: Souvent associés à des dents impactées ou à des infections dentaires, ces kystes peuvent causer une expansion osseuse et nécessitent souvent une intervention chirurgicale.
   Ostéomes: Des tumeurs osseuses bénignes qui peuvent se développer sur la mâchoire ou d'autres os du visage.
   Fibromes: Des tumeurs de tissu conjonctif qui peuvent se manifester dans la gencive ou les muqueuses.
   Adénomes pleomorphes: Tumeurs des glandes salivaires, généralement de la glande parotide, qui sont le plus souvent bénignes.
2. Tumeurs malignes :
   Carcinomes épidermoïdes: Les tumeurs malignes les plus courantes de la cavité buccale, généralement associées à des facteurs de risque tels que le tabagisme, la consommation d'alcool, ou une exposition au papillomavirus humain (HPV).

Adénocarcinomes: Des tumeurs malignes qui se développent à partir des glandes, comme les glandes salivaires.

Sarcomes: Des tumeurs malignes des tissus mous ou osseux, rares mais potentiellement agressives.

Mélanomes malins: Bien que plus fréquents sur la peau, ces tumeurs de cellules pigmentaires peuvent parfois se manifester dans la région buccale.

3. Lésions pré-cancéreuses :

Leucoplasie: Une lésion blanche non déplaçable sur la muqueuse buccale, dont une proportion peut se transformer en cancer.

Érythroplasie: Une lésion rouge, souvent veloutée, qui présente un risque élevé de transformation maligne.

4. Causes et facteurs de risque :

Outre les facteurs génétiques, les risques d'exposition au tabac, à l'alcool, au HPV, et à une mauvaise hygiène buccale peuvent augmenter la probabilité de développer des tumeurs dans cette région.

5. Diagnostic et traitement :

Le diagnostic est généralement réalisé à l'aide d'une biopsie, suivie d'imagerie médicale (radiographies, scanner, IRM) pour évaluer l'extension de la tumeur. Le traitement peut comprendre la chirurgie, la radiothérapie, la chimiothérapie ou une combinaison de ces modalités, en fonction de la nature et de la localisation de la tumeur.

Les tumeurs et lésions de la région maxillo-faciale représentent un spectre varié de pathologies, de la bénignité à la malignité. Une prise en charge précoce, par une équipe multidisciplinaire, est essentielle pour assurer le meilleur pronostic possible pour le patient. La connaissance des signes et des symptômes par les professionnels de santé, ainsi que par le public, est cruciale pour un diagnostic précoce et une intervention réussie.

Traumatismes et fractures

La face, en tant que point saillant de l'anatomie humaine, est souvent la première à être exposée à des impacts ou des traumatismes. Que ce soit dû à des accidents de la route, des chutes, des actes de violence ou des accidents sportifs, les traumatismes maxillo-faciaux peuvent varier en gravité, allant d'écorchures mineures à des fractures complexes.

1. Types courants de fractures maxillo-faciales :
   - **Fracture du plancher orbital**: Elle peut entraîner un enfoncement de l'œil et nécessite une intervention pour préserver la vision et l'aspect esthétique.
   - **Fracture du maxillaire**: Impacte la mâchoire supérieure, et peut influencer l'alignement dentaire.
   - **Fracture de la mandibule**: La mâchoire inférieure est l'un des os les plus fréquemment fracturés de la face.
   - **Fractures du complexe zygomatique**: Concernent les os proéminents des pommettes.
   - **Fractures du nez**: Souvent associées à des traumatismes sportifs ou des altercations.
2. Symptômes et signes :
   - Enflure et ecchymose
   - Douleur, particulièrement à la mastication
   - Engourdissement, dû à des lésions nerveuses
   - Malocclusion ou changement de l'alignement dentaire
   - Limitation de l'ouverture buccale
   - Déformation visible ou palpable
3. Diagnostic :
L'imagerie, telle que la radiographie, le scanner, ou l'IRM, est essentielle pour évaluer l'étendue et la nature exacte de la fracture. Un examen clinique minutieux est également crucial.
4. Traitement :
   - **Intervention chirurgicale**: Dans les cas de fractures déplacées ou complexes, une intervention est

souvent nécessaire pour réaligner et fixer les os. Cela peut impliquer l'utilisation de plaques, vis ou fils.

- **Traitement conservateur**: Pour les fractures non déplacées, le repos, la médication anti-douleur, et parfois l'immobilisation peuvent suffire.
- **Réhabilitation**: La physiothérapie peut être nécessaire pour retrouver la pleine fonction de la mâchoire, notamment en cas de raideur ou de douleur persistante.

5. Prévention :

La sensibilisation à l'utilisation d'équipements de protection, comme les casques ou les protège-dents lors d'activités sportives, est essentielle. La promotion de la sécurité routière et la prévention de la violence sont également cruciales.

Les traumatismes et fractures de la région maxillo-faciale sont non seulement douloureux mais peuvent avoir des conséquences esthétiques et fonctionnelles durables. Une prise en charge rapide et appropriée est essentielle pour optimiser les résultats et prévenir les complications. De plus, la sensibilisation à la prévention de ces blessures est tout aussi cruciale pour réduire leur incidence.

Malformations congénitales et corrections chirurgicales

Les malformations congénitales de la région maxillo-faciale sont des anomalies présentes dès la naissance, résultant d'une perturbation du développement embryonnaire. Ces malformations peuvent avoir des conséquences esthétiques, fonctionnelles, et psychologiques. La chirurgie joue un rôle clé dans la correction de ces anomalies pour améliorer la qualité de vie des patients.

1. Types courants de malformations congénitales :
- **Fente labiale et/ou palatine**: Il s'agit de divisions ou d'ouvertures dans la lèvre supérieure et/ou le palais. Elles peuvent être unilatérales ou bilatérales.
- **Micrognathie ou rétrognathie**: Une petite taille ou un positionnement anormal de la mandibule.
- **Hémangiomes**: Tumeurs bénignes constituées de vaisseaux sanguins anormaux qui peuvent se développer sur la peau ou à l'intérieur de la bouche.
- **Syndromes craniofaciaux**: Comme le syndrome de Crouzon ou le syndrome d'Apert, qui impliquent des anomalies du développement du crâne et du visage.

2. Prise en charge chirurgicale :
- **Correction de fente labiale et palatine**: Ces interventions sont souvent réalisées en plusieurs étapes pour réparer l'anomalie et améliorer la fonction et l'esthétique. La première chirurgie est généralement pratiquée durant la petite enfance.
- **Avancement mandibulaire**: Dans les cas de micrognathie sévère, une intervention peut être nécessaire pour avancer la mandibule, améliorant ainsi la fonction respiratoire et l'occlusion dentaire.
- **Résection d'hémangiomes**: Si un hémangiome est volumineux ou présente un risque pour des structures vitales, une intervention chirurgicale peut être nécessaire.
- **Chirurgie craniofaciale**: Pour les syndromes craniofaciaux, une chirurgie complexe est souvent requise pour remodeler le crâne et le visage, améliorant ainsi la fonction cérébrale, respiratoire, et l'apparence.

3. Importance de la prise en charge multidisciplinaire :
La correction des malformations congénitales maxillo-faciales nécessite souvent l'intervention d'une équipe de spécialistes, incluant chirurgiens maxillo-faciaux, orthodontistes, pédiatres, orthophonistes, psychologues, et autres professionnels de santé.

4. Considérations psychosociales :
Les enfants nés avec des malformations faciales peuvent rencontrer des défis psychologiques, tels que des problèmes d'estime de soi ou le risque de stigmatisation. Une prise en charge psychologique est essentielle pour soutenir ces enfants et leurs familles.

Les malformations congénitales de la région maxillo-faciale peuvent présenter des défis considérables pour l'enfant et sa famille. Heureusement, grâce aux avancées chirurgicales et à une prise en charge multidisciplinaire, de nombreux enfants peuvent espérer une amélioration significative de leur apparence et de leur fonction. La clé réside dans une intervention précoce, une planification soignée, et un suivi à long terme pour assurer les meilleurs résultats possibles.

Chapitre 10 :
LA CHIRURGIE ESTHÉTIQUE
EN MAXILLO-FACIALE

Évaluation pré-opératoire
et attentes des patients

L'évaluation pré-opératoire est une étape cruciale avant toute intervention chirurgicale. Elle permet non seulement d'assurer la sécurité du patient, mais également d'aligner les attentes de celui-ci avec les possibilités réelles offertes par la chirurgie. En chirurgie maxillo-faciale, compte tenu de l'impact esthétique et fonctionnel des interventions, cette étape revêt une importance particulière.

1. L'évaluation clinique :

Examen physique: Cela englobe une évaluation détaillée de la région faciale, incluant la peau, les os, les dents, et les tissus mous.

Antécédents médicaux: Comprendre les maladies sous-jacentes, les allergies, les médications actuelles, ou les chirurgies précédentes est crucial pour éviter les complications.

Examen dentaire et occlusion: Une évaluation de l'alignement dentaire et des morsures peut être nécessaire, surtout pour les interventions orthognathiques.

2. Imagerie et autres tests :

Radiographies, scanner, IRM: Ces images permettent d'avoir une vision détaillée des structures internes, aidant ainsi le chirurgien à planifier l'intervention.

Modèles dentaires: Dans certains cas, des moulages dentaires peuvent être réalisés pour étudier l'occlusion.

Tests sanguins: Ils peuvent être requis pour évaluer la santé globale et vérifier des aspects tels que la coagulation.

3. Discussion des attentes :

Évaluation des désirs du patient: Il est essentiel de comprendre ce que le patient espère obtenir à l'issue de la chirurgie.

Mise en adéquation avec la réalité médicale: Parfois, les attentes du patient peuvent ne pas être réalistes. Le chirurgien doit alors clarifier ce qui est médicalement possible.

Risques et bénéfices: Chaque intervention a ses avantages et ses risques. Le patient doit être pleinement informé pour donner son consentement éclairé.

4. Préparation psychologique :

Impact émotionnel: Les interventions maxillo-faciales peuvent avoir un impact significatif sur l'estime de soi. Une évaluation psychologique peut parfois être nécessaire.

Soutien: Encourager le patient à discuter avec sa famille ou à rejoindre des groupes de soutien peut l'aider à se préparer émotionnellement à l'intervention.

L'évaluation pré-opératoire est bien plus qu'une simple vérification médicale. Elle est le pont entre les désirs et les inquiétudes du patient et la réalité médicale de ce que la chirurgie peut offrir. En chirurgie maxillo-faciale, où le résultat a un impact profond sur l'apparence et la fonction, une évaluation minutieuse et une communication ouverte sont essentielles pour assurer la satisfaction du patient et le succès de l'intervention.

Techniques chirurgicales courantes : rhinoplastie, lifting, génioplastie

Les interventions esthétiques et réparatrices de la région maxillo-faciale englobent une variété de procédures, chacune avec ses techniques et objectifs spécifiques. Trois des interventions les plus courantes dans ce domaine sont la rhinoplastie, le lifting, et la génioplastie.

1. Rhinoplastie :
C'est une intervention chirurgicale qui vise à modifier la forme et/ou la fonction du nez.
- Types :
  - *Rhinoplastie esthétique* : Modifie la forme du nez pour des raisons cosmétiques.
  - *Rhinoplastie fonctionnelle* : Corrige des anomalies structurelles qui peuvent causer des problèmes respiratoires.
- Techniques :
  - *Approche ouverte* : Incision à la base du nez permettant une visibilité directe.
  - *Approche fermée* : Incisions à l'intérieur des narines sans incision externe visible.
- **Résultats** : Outre les améliorations esthétiques, peut améliorer la respiration lorsque des déviations du septum ou d'autres anomalies internes sont corrigées.

2. Lifting (ou lifting cervico-facial) :
C'est une chirurgie qui vise à rajeunir le visage en corrigeant la laxité des tissus.
- Zones ciblées :
  - *Lifting frontal* : Front et sourcils.
  - *Lifting mid-face* : Joues et région périoculaire.
  - *Lifting du bas du visage et du cou* : Mâchoire, cou, et zone sous le menton.

Techniques :

- Incisions stratégiquement placées autour de la ligne des cheveux, des oreilles, et/ou du cou.
- Redrapage des tissus sous-jacents et retrait de l'excès de peau.

Résultats : Apparence rajeunie, contours plus définis et diminution des ridules et des rides.

3. Génioplastie :

C'est une intervention qui modifie la forme du menton.

Types :

- *Avancement* : Pour un menton fuyant.
- *Récession* : Pour un menton proéminent.

Techniques :

- Incision à l'intérieur de la bouche ou sous le menton.
- Le menton est soit avancé avec une fixation à l'aide de plaques et de vis, soit remodelé en retirant une partie de l'os.

Résultats : Un menton mieux proportionné par rapport au reste du visage, améliorant ainsi l'équilibre facial.

Que ce soit pour des raisons esthétiques ou fonctionnelles, la chirurgie maxillo-faciale offre une gamme de procédures qui peuvent avoir un impact profond sur l'apparence d'une personne et sur sa qualité de vie. Comme pour toutes interventions, une consultation approfondie avec un chirurgien qualifié est essentielle pour déterminer la meilleure approche pour chaque patient individuel.

La prise en charge post-opératoire et la gestion des complications

La période post-opératoire joue un rôle essentiel dans la guérison et le succès d'une intervention maxillo-faciale. C'est durant cette phase que l'infirmier, en étroite collaboration avec l'équipe médicale, veille à minimiser les risques de complications, à soulager la douleur et à faciliter la convalescence du patient.

1. La prise en charge post-opératoire :
- **Surveillance immédiate** : Après l'intervention, le patient est généralement transféré en salle de réveil où les fonctions vitales sont étroitement surveillées.
- **Gestion de la douleur** : Des analgésiques, souvent associés à des anti-inflammatoires, sont administrés pour contrôler la douleur.
- **Soins des plaies** : Les points de suture, les pansements et les drains sont inspectés régulièrement pour détecter d'éventuels signes d'infection ou d'hémorragie.
- **Alimentation et hydratation** : Selon la nature de l'intervention, une alimentation liquide ou molle peut être recommandée. Une bonne hydratation est également essentielle.
- **Mobilisation** : Encourager le patient à se mobiliser progressivement aide à prévenir les complications comme la thrombose.
- **Conseils pour le retour à domicile** : Des recommandations sur les soins à domicile, la prise de médicaments, le régime alimentaire et les activités à éviter sont fournies au patient et à sa famille.

2. Gestion des complications :
- **Hémorragie** : Un saignement excessif post-opératoire nécessite une intervention rapide pour localiser et contrôler la source.
- **Infection** : Les signes d'infection, comme la rougeur, l'enflure ou le pus, doivent être traités immédiatement avec des antibiotiques.
- **Troubles sensoriels** : Des engourdissements ou des picotements peuvent survenir. Si ces symptômes persistent, une évaluation neurologique peut être nécessaire.

- **Cicatrisation anormale** : Une hypertrophie cicatricielle ou des chéloïdes peuvent nécessiter des traitements supplémentaires, comme des injections de stéroïdes ou une chirurgie réparatrice.
- **Difficultés respiratoires** : Suite à certaines chirurgies, il peut y avoir un risque d'obstruction des voies respiratoires qui nécessite une intervention urgente.
- **Déshydratation** : Une ingestion insuffisante de liquides peut entraîner une déshydratation, surtout si le patient a des difficultés à manger ou à boire après l'opération.

La période post-opératoire en chirurgie maxillo-faciale est aussi critique que l'intervention elle-même. Une surveillance attentive, une prise en charge adaptée et une communication ouverte avec le patient sont essentielles pour assurer une guérison sans complications. Face à la moindre anomalie, une intervention rapide et adéquate permet de prévenir des complications plus graves, garantissant ainsi le succès à long terme de la chirurgie.

Chapitre 11 :
ÉTHIQUE ET LÉGALITÉ
EN CHIRURGIE MAXILLO-FACIALE

Les droits et devoirs du patient

Lorsqu'une personne devient patiente dans un environnement médical, elle acquiert un ensemble de droits mais aussi de responsabilités. Ces droits et devoirs visent à garantir une prise en charge respectueuse et efficace, tout en impliquant le patient dans son propre processus de soins.

1. Les droits du patient :

Droit à l'information : Le patient a le droit d'être informé de manière claire et compréhensible sur son état de santé, les traitements proposés, leurs avantages et risques, ainsi que sur les alternatives possibles.

Consentement éclairé : Aucune intervention ou traitement ne peut être réalisé sans le consentement libre et éclairé du patient, à moins d'une urgence vitale.

Droit à la confidentialité : Toutes les informations concernant le patient, y compris son identité, sont confidentielles. Elles ne peuvent être partagées qu'avec le personnel médical impliqué dans les soins ou avec les personnes autorisées par le patient.

Droit d'accès au dossier médical : Le patient a le droit de consulter et d'obtenir une copie de son dossier médical.

Droit au respect et à la dignité : Le patient doit être traité avec respect, indépendamment de son âge, sexe, origine, ou de toute autre caractéristique.

Droit à la non-discrimination : La prise en charge ne doit pas varier en fonction de critères discriminatoires.

Droit de refuser un traitement : Un patient peut refuser un traitement ou une intervention après en avoir compris les conséquences.

Droit à la continuité des soins : Le patient a le droit de recevoir des soins continus, coordonnés et appropriés à ses besoins.

2. Les devoirs du patient :

Honnêteté et transparence : Pour une prise en charge efficace, le patient doit fournir une information complète et exacte sur son état de santé, ses antécédents, ses traitements en cours, et toute autre information pertinente.

Respect du personnel médical : Respecter les professionnels de santé, le personnel hospitalier, et les autres patients est primordial pour le bon fonctionnement de l'institution médicale.

Respect des règles et des procédures : Cela inclut le respect des horaires des visites, des procédures de sécurité et d'hygiène, etc.

Participation active aux soins : Bien que le patient ait le droit de refuser un traitement, s'il consent à celui-ci, il doit collaborer activement à son propre processus de guérison.

Responsabilité financière : Le patient doit s'acquitter de ses obligations financières envers l'établissement médical ou les prestataires de soins.

La relation entre le patient et le professionnel de santé est basée sur la confiance mutuelle. Les droits du patient garantissent une prise en charge médicale respectueuse et centrée sur lui, tandis que ses devoirs assurent une collaboration optimale pour le bénéfice de sa santé. Dans le domaine délicat de la chirurgie maxillo-faciale, cette collaboration est d'autant plus cruciale pour garantir des résultats optimaux.

Consentement éclairé
et capacité décisionnelle

Au cœur de la relation médicale se trouve le principe fondamental de respect de l'autonomie du patient. Deux concepts-clés en découlent : le consentement éclairé et la capacité décisionnelle. Ces notions, bien qu'intimement liées, sont distinctes et jouent un rôle primordial, particulièrement dans des spécialités comme la chirurgie maxillo-faciale où les interventions peuvent avoir des conséquences esthétiques et fonctionnelles majeures.

1. Consentement éclairé :

Définition : Le consentement éclairé est l'accord donné librement par un patient à une intervention médicale après avoir reçu toutes les informations nécessaires pour prendre une décision éclairée.

Éléments du consentement éclairé :

Information : Le professionnel de santé doit fournir au patient des informations détaillées sur la nature de l'intervention, les bénéfices attendus, les risques possibles, les alternatives disponibles, et les conséquences de l'absence de traitement.

Compréhension : Le patient doit avoir la capacité cognitive et émotionnelle de comprendre les informations fournies.

Volonté : La décision du patient doit être prise sans contrainte ni influence externe.

Documentation : Le consentement éclairé est souvent formalisé par un document écrit signé par le patient. Bien que ce document soit essentiel, le processus de consentement éclairé est bien plus qu'une simple formalité administrative.

2. Capacité décisionnelle :

Définition : Il s'agit de la capacité d'un individu à prendre des décisions concernant ses soins médicaux. Elle est déterminée par la capacité du patient à comprendre, apprécier, raisonner et exprimer une préférence concernant une décision médicale.

Évaluation de la capacité :

Compréhension : Le patient est-il capable de comprendre les informations fournies par le professionnel de santé?

Appréciation : Le patient est-il capable d'apprécier la pertinence des informations à sa situation?

Raisonnement : Peut-il peser les pour et les contre des différentes options?

Expression de choix : Est-il capable d'exprimer clairement une préférence?

Limites de la capacité décisionnelle : Si un patient est jugé inapte à prendre une décision éclairée, la décision peut être prise par un représentant légal ou un tuteur. Il est toutefois crucial de toujours chercher à impliquer le patient autant que possible.

En chirurgie maxillo-faciale, le respect de l'autonomie du patient est d'une importance primordiale. Les notions de consentement éclairé et de capacité décisionnelle permettent d'assurer que chaque intervention est non seulement médicalement justifiée, mais également conforme aux désirs et aux valeurs du patient. Dans un domaine où les conséquences d'une chirurgie peuvent profondément affecter la vie d'une personne, il est essentiel d'établir une communication transparente et respectueuse entre le patient et l'équipe médicale.

Gérer les dilemmes éthiques courants

Dans la pratique médicale, les dilemmes éthiques surgissent lorsque des principes moraux fondamentaux entrent en conflit. En chirurgie maxillo-faciale, compte tenu de la nature intime des interventions touchant le visage – le reflet de notre identité – ces dilemmes peuvent être particulièrement intenses.

1. Autonomie vs. Bienfaisance :

Dilemme : Un patient souhaite une chirurgie esthétique pour ressembler à une célébrité, mais le chirurgien estime que le résultat ne sera pas naturel ni bénéfique à long terme.

Gestion : Engager un dialogue ouvert avec le patient, clarifier ses motivations, et éduquer sur les risques et bénéfices. Tout en respectant l'autonomie du patient, le chirurgien doit s'assurer que le patient prend une décision éclairée.

2. Non-malfaisance vs. Bienfaisance :

Dilemme : Un patient a besoin d'une intervention potentiellement douloureuse pour rétablir la fonction mâchoire, mais il est anxieux et réticent.

Gestion : Bien que le chirurgien souhaite faire ce qui est bénéfique (bienfaisance), il doit également s'assurer de ne pas causer de préjudice (non-malfaisance). Une approche pourrait être d'explorer des méthodes alternatives ou complémentaires pour gérer la douleur et l'anxiété du patient.

3. Justice vs. Autonomie :

Dilemme : Une procédure coûteuse est disponible, mais le système de santé a des ressources limitées. Qui devrait en bénéficier ?

Gestion : L'équipe médicale doit évaluer l'utilité et la nécessité de l'intervention pour chaque patient. Les décisions devraient être basées sur des critères cliniques équitables plutôt que sur la capacité de payer ou le statut social.

4. Confidentialité vs. Bienfaisance :

Dilemme : Un adolescent souhaite une intervention sans informer ses parents.

Gestion : Dans de nombreuses juridictions, le consentement des parents est nécessaire pour les interventions sur les mineurs. Cependant, si l'adolescent est jugé mature, une exception pourrait être envisagée. Le chirurgien doit équilibrer le droit à la confidentialité de l'adolescent avec le principe de bienfaisance.

5. Résultats esthétiques vs. Résultats fonctionnels :

Dilemme : Une intervention peut rétablir la fonction mais altérer l'apparence, ou vice versa.

Gestion : Une communication transparente est essentielle. Le patient doit être pleinement informé des avantages et des inconvénients de chaque option et participer activement à la décision.

Face aux dilemmes éthiques, il n'y a souvent pas de réponse "correcte" unique. En chirurgie maxillo-faciale, comme dans d'autres domaines médicaux, le plus important est de s'engager dans un processus de réflexion éthique, d'impliquer activement le patient et, lorsqu'il est possible, de consulter des comités d'éthique ou des collègues pour obtenir des perspectives supplémentaires. La clé réside dans l'équilibre délicat entre le respect de l'autonomie du patient et le désir d'agir dans son meilleur intérêt.

Chapitre 12 :
LA COMMUNICATION
AVEC LE PATIENT ET LA FAMILLE

Techniques de communication efficace

La communication est un élément essentiel de la relation médecin-patient, en particulier dans une spécialité comme la chirurgie maxillo-faciale où les implications esthétiques, fonctionnelles et émotionnelles des interventions sont étroitement liées. Une communication claire, empathique et efficace peut améliorer la satisfaction des patients, renforcer la confiance et améliorer les résultats cliniques.

1. Écoute active :
   - **Comprendre avant d'être compris** : Prêtez attention complète au patient, sans interruption. Cela permet de comprendre pleinement ses préoccupations.
   - **Reflet** : Répétez ce que vous avez entendu pour confirmer votre compréhension.
2. Langage non verbal :
   - **Contact visuel** : Il établit un lien de confiance et montre que vous êtes engagé dans la conversation.
   - **Gestes ouverts** : Évitez de croiser les bras ou de vous asseoir en retrait. Adoptez une posture ouverte et inclinée vers le patient.
3. Poser des questions ouvertes :
   - Encouragez le patient à parler en détail en posant des questions comme : "Pouvez-vous m'en dire plus sur... ?" au lieu de questions fermées nécessitant des réponses par "oui" ou "non".
4. Valider les sentiments du patient :
   - Reconnaître et valider les émotions du patient, par exemple : "Je peux comprendre pourquoi vous ressentez cela...".

5. Éviter le jargon médical :
   Utilisez un langage simple et clair pour expliquer les procédures, les diagnostics et les traitements. Assurez-vous que le patient comprend chaque étape.
6. Utiliser le "Teach-Back" :
   Après avoir donné des informations, demandez au patient de vous répéter ce qu'il a compris. C'est une façon de s'assurer que l'information a été correctement assimilée.
7. Fournir des ressources écrites :
   Donner au patient des brochures ou des fiches d'information pour compléter les discussions verbales.
8. Encourager les questions :
   Assurez-vous que le patient se sent à l'aise pour poser des questions. Cela peut clarifier tout malentendu et renforcer la compréhension.
9. Établir un partenariat :
   Voyez le patient comme un partenaire dans les décisions de soins, en l'impliquant activement dans le processus décisionnel.
10. Faire preuve d'empathie :
   Se mettre à la place du patient, reconnaître ses émotions et montrer de la compréhension peut grandement améliorer la qualité de la communication.

Les techniques de communication ne sont pas simplement des outils pour transmettre des informations ; elles sont le fondement de la relation médecin-patient. En chirurgie maxillo-faciale, où les interventions peuvent influencer profondément l'identité et l'estime de soi, une communication efficace est cruciale. En investissant du temps et de l'énergie dans la formation à la communication, les professionnels peuvent améliorer non seulement l'expérience du patient, mais aussi les résultats cliniques.

Gérer les mauvaises nouvelles et les attentes non réalisées

En chirurgie maxillo-faciale, comme dans de nombreux autres domaines médicaux, il peut y avoir des moments où le professionnel est confronté à la tâche délicate de communiquer des nouvelles décevantes ou inattendues à un patient. Cela peut être lié à des complications, des résultats non souhaités ou des découvertes imprévues. Gérer ces situations avec compassion, tact et clarté est essentiel pour maintenir la confiance et faciliter la compréhension du patient.

1. Préparation :
    Anticipez les réactions : Essayez de prédire les émotions et les questions du patient afin d'être préparé à y répondre.
    Choisissez le bon environnement : Assurez-vous d'avoir un endroit calme et privé pour discuter, à l'abri des distractions.
2. Utiliser le modèle SPIKES :
Ce modèle est couramment utilisé pour donner des mauvaises nouvelles dans le domaine médical :
    S - Setting (Cadre) : Assurez-vous que le lieu est approprié et que vous ne serez pas interrompu.
    P - Perception (Perception) : Demandez au patient ce qu'il sait déjà ou ce qu'il perçoit de la situation.
    I - Invitation (Invitation) : Demandez la permission de partager les nouvelles, par exemple "Souhaitez-vous que je vous donne plus de détails sur les résultats?"
    K - Knowledge (Connaissance) : Donnez les informations de manière claire et évitez le jargon médical. Soyez direct mais empathique.
    E - Emotions (Émotions) : Reconnaissez et validez les émotions du patient. "Je comprends que cela puisse être décevant pour vous."

S - Strategy (Stratégie) : Proposez une stratégie ou un plan d'action pour la suite.

3. Soyez honnête mais empathique :

   Évitez de minimiser ou de surestimer la situation. Soyez factuel, mais montrez de la compassion et de la compréhension.

4. Fournir des informations claires :

   Assurez-vous que le patient comprend la situation. Il peut être utile de fournir des informations écrites ou des ressources supplémentaires.

5. Encourager les questions :

   Laissez le patient exprimer ses préoccupations et poser des questions pour clarifier sa compréhension.

6. Reconnaître les attentes non réalisées :

   Parlez ouvertement des espoirs ou des attentes que le patient avait initialement, et discutez des raisons pour lesquelles ces résultats n'ont pas été obtenus.

7. Proposer des solutions ou des alternatives :

   Si possible, offrez des options pour la suite, qu'il s'agisse d'autres interventions, de traitements complémentaires ou de soutien psychologique.

8. Accorder du temps :

   Laissez le patient traiter les nouvelles. Il peut être utile de programmer un autre rendez-vous pour discuter plus en détail ou pour répondre à d'autres questions.

Communiquer des nouvelles difficiles exige sensibilité, patience et honnêteté. Les professionnels de la chirurgie maxillo-faciale, confrontés aux espoirs esthétiques et fonctionnels des patients, doivent être particulièrement attentifs à cette dimension de la relation soignant-soigné. En adoptant une approche centrée sur le patient et en utilisant des techniques de communication efficaces, il est possible de naviguer dans ces situations délicates avec dignité et compassion.

Soutenir les familles et les proches en période de stress

Dans le monde de la chirurgie maxillo-faciale, l'accent est souvent mis sur le patient, mais derrière chaque patient se trouve une famille ou des proches qui traversent également cette épreuve. L'intervention chirurgicale, quelle que soit sa nature, génère inévitablement du stress et de l'anxiété, non seulement pour le patient, mais aussi pour ceux qui l'entourent. Ces émotions peuvent être exacerbées par l'incertitude, la peur de l'inconnu, et les implications esthétiques et fonctionnelles des procédures maxillo-faciales.

En tant que professionnel de la santé, il est essentiel de comprendre le rôle crucial que jouent ces proches dans le rétablissement et le bien-être du patient. Ils sont souvent la principale source de soutien, offrant réconfort, encouragement et assistance pratique.
Reconnaître leurs besoins, leurs préoccupations et leurs sentiments est une étape essentielle pour assurer une prise en charge holistique. Cela signifie offrir de l'information claire et à jour sur la procédure, le rétablissement et les éventuelles complications, afin que les proches puissent se sentir informés et impliqués.

Mais au-delà de l'information, il est tout aussi important de fournir un soutien émotionnel. Les cliniques et les hôpitaux pourraient envisager d'organiser des séances de groupe pour les familles, offrant un espace pour partager des expériences, poser des questions et recevoir du soutien mutuel. Les proches, tout comme les patients, peuvent bénéficier de services de conseil ou de thérapie pour les aider à gérer le stress et l'anxiété associés à une intervention chirurgicale.

Par ailleurs, il est essentiel d'encourager la communication ouverte. Invitez les familles à exprimer leurs préoccupations, à poser des questions et à partager leurs sentiments. Lorsqu'ils se sentent entendus et compris, ils sont mieux équipés pour soutenir leur proche durant la période post-opératoire.

La clé est la collaboration. En travaillant en partenariat avec les proches, en les impliquant activement dans le processus de soins et en reconnaissant leur rôle essentiel, on peut offrir un environnement rassurant et propice à la guérison pour le patient.

Pour conclure, si le patient est au cœur du processus de soins en chirurgie maxillo-faciale, ses proches en sont le socle. En offrant soutien, information et compréhension à ces individus, non seulement nous aidons le patient dans son rétablissement, mais nous renforçons également le tissu de soutien qui l'entoure, créant ainsi une dynamique de soins plus solide et plus efficace.

Chapitre 13 :
GESTION DES URGENCES
EN CHIRURGIE MAXILLO-FACIALE

Protocoles d'intervention d'urgence

Dans le domaine de la chirurgie maxillo-faciale, les situations d'urgence peuvent survenir soudainement, nécessitant des actions rapides, coordonnées et précises pour assurer la sécurité et le bien-être du patient. Ces situations peuvent aller des traumatismes faciaux à des hémorragies post-opératoires, en passant par des infections sévères. Ainsi, avoir des protocoles d'intervention d'urgence bien établis est vital.

1. Évaluation initiale et triage :
Dès l'arrivée d'un cas d'urgence, une évaluation rapide mais exhaustive est cruciale. Les signes vitaux du patient, comme la respiration, le pouls et la tension artérielle, doivent être contrôlés immédiatement. De même, l'évaluation de la conscience, de la capacité respiratoire et de la stabilité hémodynamique est essentielle.

2. Gestion des voies respiratoires :
La protection et le maintien des voies respiratoires sont la priorité absolue. Les traumatismes maxillo-faciaux peuvent entraîner une obstruction, et il peut être nécessaire de procéder à une intubation ou même à une trachéotomie en cas d'urgence.

3. Contrôle des hémorragies :
Les blessures faciales peuvent saigner abondamment en raison de la riche vascularisation de la région. La compression directe est la première étape, suivie d'une évaluation pour déterminer si une intervention chirurgicale est nécessaire pour arrêter le saignement.

4. Évaluation des lésions :

Une fois que la situation du patient est stabilisée, une évaluation complète des blessures doit être effectuée. Cela comprend l'examen physique, les radiographies, et d'autres techniques d'imagerie pour déterminer l'étendue des blessures.

5. Prise en charge des fractures :

Les fractures doivent être stabilisées pour éviter d'autres blessures et pour préparer une éventuelle intervention chirurgicale. Cela peut impliquer l'utilisation d'attelles ou d'autres dispositifs.

6. Traitement des infections :

Les infections graves nécessitent une intervention rapide, notamment par l'administration d'antibiotiques. Si une source d'infection est identifiée, comme un abcès, elle peut nécessiter une incision et un drainage.

7. Communication et coordination :

La communication claire entre tous les membres de l'équipe médicale est essentielle. Les chirurgiens, anesthésistes, infirmiers, et radiologues doivent travailler en harmonie pour assurer une prise en charge optimale.

8. Suivi et réévaluation :

Après la prise en charge initiale, le patient doit être régulièrement surveillé et réévalué pour s'assurer que sa condition reste stable et que d'autres complications ne se développent pas.

La chirurgie maxillo-faciale, en raison de sa complexité et de son importance vitale, nécessite une préparation et une réactivité impeccables en cas d'urgence. Les protocoles d'intervention d'urgence sont conçus pour guider les professionnels de santé à travers les étapes cruciales pour sauver des vies, préserver la fonction et minimiser les séquelles à long terme. Ces protocoles, associés à une formation régulière et à des exercices pratiques, assurent que l'équipe est toujours prête à agir face à toute situation d'urgence.

Travailler en collaboration
avec les services d'urgence

La collaboration inter-services, notamment entre les services de chirurgie maxillo-faciale et les services d'urgence, est fondamentale pour garantir une prise en charge optimale des patients. En effet, les traumatismes du visage, qu'ils soient d'origine accidentelle ou pathologique, sont fréquemment pris en charge en première ligne par les services d'urgence avant d'être orientés vers les spécialistes en chirurgie maxillo-faciale. La fluidité de cette transition, basée sur une collaboration étroite, est primordiale pour la sécurité et le bien-être du patient.

1. Protocoles communs et formation croisée :
Il est essentiel que les équipes des services d'urgence et de chirurgie maxillo-faciale partagent des protocoles communs concernant la prise en charge initiale des blessures faciales. Cela peut inclure des formations croisées où les chirurgiens maxillo-faciaux interviennent dans les sessions de formation des services d'urgence et vice-versa.

2. Communication efficace :
L'échange rapide d'informations cliniques précises est crucial. L'utilisation de systèmes de dossiers médicaux électroniques intégrés, de canaux de communication directs et d'outils de télémédecine peut faciliter cet échange.

3. Transferts et orientations :
Des procédures clairement établies pour le transfert de patients entre les services peuvent accélérer la prise en charge, minimiser les doublons d'examens et réduire le temps d'attente pour le patient.

4. Réunions interdisciplinaires régulières :
Organiser des réunions périodiques entre les deux services permet de discuter des cas, de partager des expériences et d'améliorer constamment les procédures. Ces réunions favorisent également une meilleure compréhension mutuelle des rôles et des responsabilités.

5. Scénarios de simulation et exercices pratiques :
La mise en place de simulations d'urgences maxillo-faciales peut aider à préparer les équipes à travailler ensemble de manière coordonnée lors de situations réelles. Ces simulations peuvent aborder des scénarios tels que les traumatismes graves du visage, les hémorragies majeures ou les obstructions des voies respiratoires.

6. Continuité des soins :
Assurer un suivi post-intervention est fondamental. Les services d'urgence doivent être informés des résultats des interventions et des suites post-opératoires pour avoir une vue d'ensemble de la prise en charge du patient.

7. Éducation des patients et des proches :
Les deux services devraient collaborer pour fournir aux patients et à leurs familles des informations claires et cohérentes concernant la nature de la blessure, les interventions envisagées, et les soins post-opératoires.

La collaboration entre les services de chirurgie maxillo-faciale et les services d'urgence est une alliance nécessaire pour garantir une prise en charge rapide, efficace et de qualité pour les patients. Cette synergie nécessite une communication ouverte, une formation continue et une compréhension mutuelle des rôles et des responsabilités de chaque service. En fin de compte, c'est le patient qui bénéficie le plus de cette collaboration étroite, grâce à des soins coordonnés et optimisés.

Soutien psychologique post-urgence pour les patients et l'équipe

Lorsqu'il s'agit de traumatismes faciaux et de procédures complexes en chirurgie maxillo-faciale, l'impact psychologique est souvent aussi profond que les implications physiques. La région du visage joue un rôle central dans l'identité personnelle, la communication non verbale et l'interaction sociale. Les traumatismes ou les interventions dans cette zone peuvent avoir des répercussions émotionnelles majeures, tant pour le patient que pour l'équipe médicale impliquée. Le soutien psychologique après une urgence est donc essentiel pour la guérison complète.

1. Pour les patients :

Identification précoce : Tous les patients subissant une intervention maxillo-faciale doivent être évalués en termes de détresse psychologique. Cela permet de repérer les signes précoces d'anxiété, de dépression ou d'autres troubles et d'apporter un soutien adapté.

Counseling : Le counselling peut aider les patients à comprendre et à traiter leurs émotions. Un suivi régulier avec un professionnel formé permet d'aborder des sujets tels que la perception de soi, les inquiétudes concernant l'aspect physique et la réintégration sociale.

Groupes de soutien : Rencontrer d'autres personnes qui ont vécu des expériences similaires peut offrir une perspective précieuse et un sentiment de camaraderie.

Éducation : Comprendre la nature de la blessure, le processus de guérison et les attentes post-opératoires peut réduire l'anxiété.

2. Pour l'équipe médicale :

   Débriefing post-urgence : Après une intervention particulièrement difficile ou traumatisante, il est essentiel de réunir l'équipe pour discuter de l'expérience. Ce moment permet d'exprimer les émotions, de clarifier les événements et d'obtenir du soutien de la part des collègues.

   Formation à la communication empathique : Apprendre à communiquer avec compassion et empathie peut aider l'équipe médicale à mieux interagir avec les patients traumatisés et leurs familles.

   Accès à un soutien professionnel : Des psychologues ou des travailleurs sociaux devraient être disponibles pour l'équipe, que ce soit pour des séances individuelles ou des groupes de soutien.

   Gestion du stress : Des techniques de relaxation, de méditation et d'autres méthodes de gestion du stress peuvent être bénéfiques pour l'équipe, surtout après des interventions longues et complexes.

Le soutien psychologique post-urgence est une composante cruciale de la prise en charge en chirurgie maxillo-faciale. Tandis que les blessures ou les malformations peuvent guérir avec le temps, les cicatrices émotionnelles nécessitent une attention et un soin dédiés. En prenant en compte le bien-être émotionnel du patient et de l'équipe, le processus de guérison peut être plus complet, plus rapide et plus holistique.

Chapitre 14 :
PRÉVENTION ET ÉDUCATION
POUR LES PATIENTS

La prévention et l'éducation sont les pierres angulaires de la médecine moderne. En chirurgie maxillo-faciale, elles revêtent une importance capitale non seulement pour éviter d'éventuelles interventions, mais aussi pour préparer et informer les patients avant et après une chirurgie. Ces deux éléments, conjugués, contribuent à une meilleure prise en charge globale, diminuant les risques et améliorant les résultats.

En matière de prévention, il est essentiel de sensibiliser les patients aux situations à risque qui pourraient conduire à des traumatismes maxillo-faciaux. Cela peut concerner des conseils relatifs à la sécurité routière, comme le port de la ceinture de sécurité, l'utilisation de casques pour les deux-roues, ou l'importance d'éviter les comportements à risque, tels que la conduite sous influence. Par ailleurs, en ce qui concerne les sports de contact, l'usage d'équipements de protection tels que les protège-dents peut prévenir de nombreuses lésions.

L'éducation, quant à elle, se déploie tout au long du parcours médical du patient. Avant une intervention, il est primordial d'informer le patient sur la nature exacte de la procédure, ses bénéfices, ses risques, et les soins post-opératoires requis. Une bonne compréhension permet au patient de participer activement à sa guérison, réduisant ainsi les risques de complications.

Après l'intervention, l'éducation continue de jouer un rôle prépondérant. Le patient doit être parfaitement informé sur les soins à domicile, la reconnaissance des signes d'infection ou d'autres complications, ainsi que sur les mesures à prendre pour garantir une guérison optimale. L'éducation englobe également des informations sur la nutrition adaptée, la gestion de la douleur, et d'éventuelles thérapies complémentaires qui pourraient favoriser la récupération.

La prévention et l'éducation, lorsqu'elles sont bien intégrées dans le parcours de soins, forment une alliance robuste. Elles permettent non seulement de minimiser les interventions, mais aussi de garantir que chaque intervention est aussi sûre et efficace que possible. Les patients sont alors mieux préparés, plus autonomes, et souvent plus satisfaits du processus et des résultats obtenus. Il est donc essentiel pour tout professionnel en chirurgie maxillo-faciale de considérer ces deux aspects comme faisant partie intégrante de sa mission, pour le bien-être et la santé optimale de ses patients.

Prévention des traumatismes faciaux

Le visage, siège de notre identité et de nos expressions, est aussi une région anatomiquement complexe et particulièrement exposée aux blessures. Les traumatismes faciaux peuvent être dévastateurs tant sur le plan fonctionnel qu'esthétique. Il est donc essentiel de mettre en œuvre des stratégies préventives pour réduire l'incidence et la gravité de ces lésions.

1. Sensibilisation à la sécurité routière :
Une grande partie des traumatismes faciaux est due à des accidents de la route. La promotion du port de la ceinture de sécurité et de casques pour les cyclistes et motocyclistes est cruciale. Il est également fondamental d'inculquer l'importance de ne pas conduire sous l'influence de l'alcool, de drogues ou en état de fatigue.

2. Sports et loisirs :

Les sports de contact comme le rugby, le hockey ou la boxe présentent un risque accru de blessures au visage. L'utilisation de protège-dents, de casques avec grille de protection faciale, et d'autres équipements spécifiques, peut prévenir une grande partie de ces traumatismes. Les entraîneurs et les institutions sportives ont la responsabilité d'encourager et de mettre en œuvre ces mesures de sécurité.

3. Environnement de travail :

Dans certaines professions, comme le bâtiment ou l'industrie, les risques de blessures faciales sont plus élevés. Le port de lunettes de sécurité, de casques et de masques peut grandement réduire ces risques. Une formation régulière sur la sécurité et la prévention sur le lieu de travail est indispensable.

4. Prévention domestique :

De nombreux accidents se produisent à la maison. Qu'il s'agisse de chutes, d'accidents avec des outils ou d'incidents liés à la cuisine, une prise de conscience des dangers domestiques et des précautions simples peut prévenir de nombreux traumatismes.

5. Sensibilisation communautaire :

L'éducation et la sensibilisation jouent un rôle majeur dans la prévention. Des campagnes locales, des ateliers, ou encore des programmes scolaires dédiés à la prévention des traumatismes peuvent avoir un impact significatif.

6. Recherche et innovation :

La recherche continue en matière de sécurité, comme l'élaboration de casques plus performants ou de véhicules plus sûrs, contribue également à réduire les blessures faciales.

La prévention des traumatismes faciaux n'est pas seulement une question de bon sens ou de prudence individuelle. Elle nécessite une approche multidimensionnelle, impliquant éducation, sensibilisation, recherche, et mise en œuvre de réglementations strictes en matière de sécurité. En collaborant tous ensemble, nous pouvons réduire significativement les blessures et leurs conséquences, préservant ainsi la santé et la qualité de vie de chacun.

Éducation sur les soins post-opératoires

Lorsqu'un patient est soumis à une intervention chirurgicale maxillo-faciale, la phase post-opératoire est tout aussi cruciale que l'intervention elle-même pour garantir une guérison optimale. Informer le patient et, le cas échéant, ses proches, est essentiel pour assurer que les soins post-opératoires appropriés sont suivis et que le risque de complications est minimisé.

1. Gestion de la douleur :
L'une des principales préoccupations après une chirurgie est la douleur. Il est crucial d'informer le patient sur les analgésiques prescrits, leur posologie, leurs éventuels effets secondaires et la durée de leur prise. Il faut aussi souligner l'importance de signaler toute douleur excessive ou prolongée.

2. Soins de la plaie :
La région opérée nécessite des soins spécifiques pour éviter les infections et favoriser la cicatrisation. Des directives claires sur le nettoyage de la plaie, la fréquence des pansements, les signes d'infection à surveiller (rougeur, chaleur, écoulement purulent) sont essentielles.

3. Alimentation et hygiène buccale :
Selon la nature de l'intervention, des restrictions alimentaires peuvent être nécessaires. Les recommandations sur le type d'aliments, la consistance (liquide, molle), ainsi que des conseils sur l'hygiène buccale post-opératoire, comme l'utilisation de rince-bouches

antiseptiques ou la technique de brossage adaptée, peuvent être délivrées.

4. Activité physique et repos :

Le niveau d'activité post-opératoire approprié doit être clairement défini pour éviter toute tension ou pression sur la zone opérée. Des directives sur la durée de repos, les activités à éviter, et le moment opportun pour reprendre l'exercice ou retourner au travail sont cruciales.

5. Suivi médical et points de contrôle :

Les patients doivent être informés des rendez-vous post-opératoires nécessaires, des examens éventuels, ou des séances de rééducation, pour s'assurer que la guérison se déroule comme prévu.

6. Signes d'alerte :

Il est impératif de sensibiliser les patients aux signes indiquant des complications possibles, tels que des saignements excessifs, un gonflement soudain, une douleur intense, des engourdissements, ou des problèmes respiratoires.

7. Aspect psychologique :

Une chirurgie maxillo-faciale peut avoir des implications esthétiques, et il est essentiel d'aborder la question de la perception de soi après l'intervention, en encourageant le patient à discuter de ses sentiments et, si nécessaire, à envisager un soutien psychologique.

L'éducation post-opératoire est un élément essentiel de la prise en charge chirurgicale. Une communication claire, des ressources éducatives adaptées et un suivi régulier garantissent que le patient est bien équipé pour naviguer dans la période post-opératoire, assurant ainsi les meilleurs résultats possibles pour sa santé et son bien-être.

Sensibilisation aux risques liés au tabac, alcool et autres facteurs

La chirurgie maxillo-faciale est une spécialité qui se penche sur une région particulièrement sensible du corps humain : le visage et la bouche. Les facteurs extérieurs tels que le tabagisme, la consommation excessive d'alcool et d'autres substances peuvent avoir des conséquences directes sur la santé orale et faciale, ainsi que sur le succès des interventions chirurgicales.

1. Le tabac : une menace silencieuse
Le tabagisme est l'un des plus grands ennemis de la santé orale. Il est non seulement une cause majeure de cancer buccal, mais il entrave également la capacité du corps à guérir après une chirurgie.

- **Effets sur la santé orale** : Outre le cancer, le tabagisme est lié à la parodontite, à la décoloration dentaire et à la mauvaise haleine.
- **Risques post-opératoires** : Les fumeurs ont un risque accru de complications après une chirurgie, notamment des infections, des problèmes de cicatrisation et des résultats moins satisfaisants esthétiquement.

2. L'alcool : pas seulement une question de foie
La consommation excessive d'alcool ne nuit pas seulement au foie ; elle peut également avoir des conséquences désastreuses sur la santé buccale et maxillo-faciale.

- **Effets sur la santé orale** : L'alcool assèche la bouche, favorisant ainsi la croissance bactérienne. Il est également un facteur de risque de cancer buccal, surtout lorsqu'il est associé au tabagisme.
- **Conséquences chirurgicales** : La consommation d'alcool peut augmenter le saignement pendant et après une chirurgie. Elle peut également interagir

avec des médicaments prescrits et affecter la cicatrisation.

3. D'autres facteurs à considérer

Outre le tabac et l'alcool, d'autres substances et comportements peuvent nuire à la santé maxillo-faciale. La drogue, une mauvaise alimentation, ou encore une hygiène buccale négligée peuvent aggraver des conditions préexistantes ou en créer de nouvelles.

4. La prévention comme première ligne de défense

Sensibiliser les patients aux dangers du tabac, de l'alcool et d'autres facteurs de risque est essentiel. En mettant en évidence les risques, en offrant des ressources pour arrêter de fumer ou réduire la consommation d'alcool, et en encourageant une hygiène de vie saine, l'infirmier joue un rôle crucial dans la prévention des problèmes de santé maxillo-faciaux.

La chirurgie maxillo-faciale ne s'arrête pas à la salle d'opération. La prévention, l'éducation et la sensibilisation aux risques modifiables constituent une part essentielle de la prise en charge globale du patient. En adoptant une approche proactive, il est possible de réduire le nombre de cas nécessitant une intervention et d'améliorer considérablement la qualité de vie des patients.

Chapitre 15 :
INFECTIONS ET COMPLICATIONS POST-OPÉRATOIRES

Reconnaître les signes précoces d'infection

Le corps humain possède une incroyable capacité à se guérir, mais dans certaines circonstances, une blessure, une intervention chirurgicale ou une maladie peut déboucher sur une infection. En chirurgie maxillo-faciale, tout comme dans d'autres spécialités médicales, une prise en charge rapide des infections est primordiale pour prévenir des complications plus sérieuses. Pour cela, il est essentiel de reconnaître les signes précoces d'infection.

1. Rougeur et chaleur locale
L'un des premiers signes d'infection est une rougeur de la peau autour de la zone concernée. Elle est souvent associée à une sensation de chaleur au toucher. Ces symptômes sont dus à une augmentation du flux sanguin vers la zone infectée, un mécanisme de défense naturel du corps.

2. Gonflement ou œdème
Un gonflement est souvent un signe d'accumulation de liquide, de cellules immunitaires et de bactéries dans la zone touchée. En chirurgie maxillo-faciale, cela peut être observé autour de la bouche, du cou ou du visage.

3. Douleur ou sensibilité accrue
La douleur est une réaction de l'organisme à un agresseur. Une zone infectée est souvent douloureuse au toucher ou spontanément. La douleur peut augmenter progressivement à mesure que l'infection se développe.

4. Pus ou écoulement
La présence de pus est un signe clair d'infection. Il s'agit

d'un liquide épais, souvent de couleur blanche, jaune ou verte, qui contient des cellules immunitaires, des bactéries mortes et des tissus vivants ou morts.

5. Fièvre et frissons

La fièvre est une réponse de l'organisme à une infection. Elle aide le corps à combattre les bactéries ou les virus en créant un environnement moins propice à leur multiplication. Les frissons sont souvent un signe d'une augmentation rapide de la température corporelle.

6. Fatigue ou malaise général

Lorsque le corps combat une infection, il est courant de se sentir fatigué ou d'avoir un sentiment de malaise général.

7. Mauvaise haleine ou goût désagréable dans la bouche

En cas d'infection orale, la multiplication des bactéries peut entraîner une mauvaise haleine ou un goût désagréable.

Reconnaître les signes précoces d'infection est crucial pour une prise en charge rapide et efficace. En chirurgie maxillo-faciale, où le visage et la bouche sont en jeu, cela revêt une importance particulière. Il est donc essentiel pour les patients, les infirmiers et les médecins d'être vigilants à ces symptômes, de les prendre au sérieux et de les traiter rapidement pour éviter des complications.

Protocoles de gestion des infections

La chirurgie maxillo-faciale, centrée sur les structures essentielles du visage et de la bouche, exige une attention particulière à la prévention et à la gestion des infections. Une infection dans cette zone peut rapidement devenir grave en raison de la proximité des voies respiratoires, des nerfs et des grands vaisseaux sanguins. Voici un aperçu des protocoles de gestion des infections spécifiques à cette spécialité.

1. Prévention pré-opératoire

   Antibioprophylaxie : Administration d'antibiotiques avant l'intervention pour réduire le risque d'infection post-opératoire, particulièrement pour les chirurgies majeures ou les patients immunodéprimés.

   Préparation cutanée : Nettoyage et antisepsie rigoureux de la zone opératoire avec des solutions antiseptiques appropriées.

2. Identification précoce

   Surveillance régulière : Examen quotidien des signes d'infection comme rougeur, chaleur, œdème, douleur ou écoulement de pus.

   Analyses de laboratoire : Prescription de tests sanguins pour détecter une élévation des globules blancs ou d'autres signes d'infection.

3. Gestion active

   Culture et antibiogramme : Prélèvement de l'éventuel écoulement ou du pus pour identifier l'agent pathogène et déterminer l'antibiotique le plus approprié.

   Antibiothérapie ciblée : Initiation ou ajustement des antibiotiques en fonction des résultats de l'antibiogramme pour une action efficace contre la bactérie incriminée.

   Drainage chirurgical : Dans certains cas, l'évacuation du pus ou du liquide infecté est nécessaire pour réduire la charge bactérienne et améliorer l'efficacité des antibiotiques.

4. Soins locaux

   Nettoyage régulier : Utilisation de solutés de nettoyage doux pour maintenir la zone propre.

   Pansements antimicrobiens : Usage de pansements imprégnés d'agents antimicrobiens pour réduire la prolifération bactérienne.

   Protection : Assurer que la zone infectée est bien protégée pour éviter d'autres contaminations.

5. Suivi post-opératoire

> **Éducation du patient** : Informer le patient sur les signes d'infection et l'importance d'un suivi post-opératoire régulier.

> **Visites de suivi** : Examiner régulièrement le patient pour s'assurer de la résolution de l'infection et pour anticiper tout signe de complications.

6. Réévaluation

Si malgré tous les soins, l'infection persiste ou s'aggrave, une réévaluation complète est nécessaire. Cela peut nécessiter des interventions chirurgicales supplémentaires, des changements d'antibiotiques ou des examens complémentaires pour identifier une éventuelle cause sous-jacente.

La gestion des infections en chirurgie maxillo-faciale est primordiale pour assurer la sécurité et le bien-être du patient. La combinaison d'une prévention rigoureuse, d'une identification précoce et d'une gestion active de l'infection, renforcée par l'éducation du patient et un suivi post-opératoire rapproché, est la clé pour minimiser les risques et garantir les meilleurs résultats possibles.

Complications spécifiques à la chirurgie maxillo-faciale

La chirurgie maxillo-faciale, focalisée sur le visage, la mâchoire et la bouche, présente des challenges distincts et est sujette à des complications spécifiques. Voici un éclairage sur ces complications, essentielles à connaître pour tout professionnel évoluant dans cette spécialité.

1. Hémorragie et hématome

> **Origine** : La face et le cou regorgent de vaisseaux sanguins, certains étant d'importance majeure. Leur blessure peut entraîner des saignements significatifs.

Gestion : Compression locale, révision chirurgicale pour ligature, et parfois transfusion sanguine.

2. Infection

Origine : Malgré les protocoles d'asepsie, le risque d'infection reste présent, notamment en raison de la proximité de la cavité buccale, naturellement colonisée par des bactéries.

Gestion : Antibiothérapie, drainage chirurgical et soins locaux.

3. Nécrose tissulaire

Origine : Une mauvaise vascularisation post-opératoire peut compromettre la survie des tissus.

Gestion : Réintervention, soins locaux et, dans certains cas, recours à des procédures de reconstruction.

4. Lésions nerveuses

Origine : Les nerfs du visage, notamment le nerf facial, peuvent être endommagés lors de la chirurgie, entrainant des paralysies ou des paresthésies.

Gestion : Observation, physiothérapie, et parfois chirurgie reconstructive.

5. Problèmes esthétiques et asymétries

Origine : Malgré les précautions, la chirurgie peut engendrer des cicatrices inesthétiques ou des asymétries.

Gestion : Révisions chirurgicales, traitements laser, thérapies de comblement et soutien psychologique.

6. Complications oculaires

Origine : Les chirurgies proches de l'orbite peuvent entraîner des complications telles que l'ectropion, l'entropion, ou même des lésions oculaires directes.

Gestion : Traitements médicaux, lunettes protectrices, chirurgie ophtalmologique.

7. Difficultés respiratoires

Origine : Les interventions sur la mâchoire ou près des voies aériennes peuvent entrainer un œdème ou une obstruction.

Gestion : Surveillance en unité de soins intensifs, intubation ou trachéotomie en cas d'urgence.

8. Malocclusion

Origine : Des problèmes d'alignement des dents peuvent survenir après une chirurgie des mâchoires.

Gestion : Orthodontie, ajustements dentaires ou chirurgie correctrice.

9. Fistules orosinusiennes ou oroantrales

Origine : Ce sont des communications anormales entre la bouche et les sinus ou la cavité nasale.

Gestion : Fermeture chirurgicale, antibiotiques, et soins dentaires adaptés.

Chaque chirurgie maxillo-faciale est unique, et le risque de complications varie selon la procédure, le patient, et les circonstances. Une connaissance approfondie des complications potentielles, associée à une technique chirurgicale impeccable, une préparation rigoureuse et un suivi post-opératoire attentif, est essentielle pour optimiser les résultats et la sécurité des patients.

Chapitre 16 :
LES DÉFIS DE LA RÉHABILITATION ET DE LA PHYSIOTHÉRAPIE

Évaluation et mise en place de plans de réhabilitation

L'art de la chirurgie maxillo-faciale ne s'arrête pas à la salle d'opération. La réhabilitation, cette étape cruciale après toute intervention chirurgicale, nécessite une évaluation rigoureuse et la mise en place de plans adaptés pour garantir une guérison optimale et un retour progressif à la normalité pour le patient.

1. Évaluation initiale post-opératoire

   Examen clinique : Une évaluation complète du site opératoire est primordiale pour détecter tout signe précoce de complication.

   Évaluation de la douleur : La gestion de la douleur est un aspect fondamental de la convalescence. Une évaluation régulière, en utilisant des échelles de douleur, permet d'ajuster le traitement analgésique.

   Évaluation fonctionnelle : Évaluer les fonctions masticatoires, phonatoires et respiratoires est essentiel pour comprendre les besoins rééducatifs immédiats du patient.

2. Élaboration d'un plan de réhabilitation

   Rééducation fonctionnelle : Engager le patient dans des exercices ciblés pour restaurer la fonction, qu'il s'agisse de mouvements mandibulaires, de parole ou d'autres fonctions orofaciales.

   Soins de la plaie : Des conseils sur le nettoyage, le pansement et la surveillance des plaies peuvent aider à prévenir les complications et favoriser une cicatrisation rapide.

Nutrition adaptée : Proposer un régime alimentaire adapté, souvent mou ou liquide, qui évolue en fonction de la guérison.

3. Suivi et réévaluations

Consultations régulières : Les visites post-opératoires permettent d'évaluer la progression de la guérison, de détecter d'éventuelles complications et d'ajuster le plan de réhabilitation.

Recherche de complications tardives : Des problèmes tels que l'ankylose articulaire, les dysfonctions masticatoires ou les troubles esthétiques peuvent apparaître des semaines voire des mois après l'intervention.

4. Soutien psychologique

Répercussions émotionnelles : Les interventions maxillo-faciales peuvent avoir un impact considérable sur l'image corporelle. Il est vital de proposer un soutien psychologique pour aider le patient à accepter et à s'adapter à ces changements.

Groupes de soutien : Orienter les patients vers des groupes de soutien ou des ressources communautaires peut leur fournir une perspective et des stratégies d'adaptation.

5. Collaboration interdisciplinaire

Travail d'équipe : Orthophonistes, kinésithérapeutes, diététiciens, psychologues et autres professionnels peuvent jouer un rôle essentiel dans le plan de réhabilitation.

Partage d'informations : Assurer une communication fluide entre tous les intervenants permet une prise en charge holistique du patient.

La réhabilitation après une chirurgie maxillo-faciale est une voie parsemée d'obstacles et de défis. Cependant, avec une évaluation approfondie, un plan de soins adapté, une équipe dédiée et le soutien du patient, les résultats peuvent être non seulement fonctionnels, mais également transformer la vie du patient en lui redonnant confiance en lui et en son avenir.

Techniques de physiothérapie spécialisées

La chirurgie maxillo-faciale, centrée sur la structure et la fonction du visage, de la mâchoire et du cou, peut, après intervention, laisser le patient face à des limitations fonctionnelles, des douleurs ou des troubles esthétiques. La physiothérapie joue un rôle essentiel dans la réhabilitation post-opératoire, visant à restaurer la fonction, réduire la douleur et optimiser l'apparence esthétique.

1. Thérapie manuelle

   Mobilisation articulaire : Ces techniques visent à restaurer la mobilité normale des articulations temporo-mandibulaires et cervicales.

   Massage myofascial : En se concentrant sur le relâchement des tensions et des adhérences dans le fascia, cette technique peut améliorer la mobilité des tissus et réduire la douleur.

2. Exercices thérapeutiques

   Rééducation masticatoire : Des exercices spécifiques pour renforcer et améliorer la coordination des muscles masticateurs.

   Rééducation de la déglutition : Pour les patients ayant des difficultés à avaler post-opératoirement.

   Exercices de posture et de renforcement cervical : Encourageant une posture optimale pour réduire les tensions inutiles sur la zone opérée.

3. Techniques neuro-musculaires

   Électrothérapie : Utilisation de courants électriques pour stimuler la contraction musculaire, réduire la douleur et favoriser la guérison.

- **Biofeedback** : Une technique où le patient reçoit une information en temps réel sur sa fonction musculaire, l'aidant à améliorer son contrôle.
4. Drainage lymphatique manuel
   - **Réduction de l'œdème** : Par des mouvements doux et rythmiques, le thérapeute encourage l'excès de liquide à s'évacuer de la zone opérée, réduisant ainsi l'enflure.
5. Techniques thermiques
   - **Cryothérapie** : L'application de glace peut aider à réduire l'inflammation et la douleur post-opératoire.
   - **Thermothérapie** : La chaleur peut détendre les muscles tendus et améliorer la circulation sanguine dans la zone opérée.
6. Éducation du patient
   - **Stratégies d'autogestion** : Éduquer le patient sur des techniques qu'il peut utiliser à la maison pour gérer sa douleur, sa mobilité ou d'autres symptômes.
   - **Conseils de prévention** : Conseils sur la posture, les habitudes de sommeil et les techniques d'étirement pour éviter d'éventuelles récidives ou complications.

La physiothérapie spécialisée pour les patients ayant subi une chirurgie maxillo-faciale est une collaboration dynamique entre le thérapeute et le patient. En combinant des techniques cliniquement éprouvées avec une éducation personnalisée, elle offre aux patients les outils et les compétences nécessaires pour une récupération complète et un retour à une vie normale.

Collaboration avec les orthophonistes et autres thérapeutes

Dans le vaste monde de la médecine, la chirurgie maxillo-faciale occupe une place particulière, touchant à la fois à l'esthétique et à la fonction essentielle du visage. La complexité de cette spécialité exige une collaboration interprofessionnelle sans faille. Les orthophonistes, spécialistes des troubles de la parole et de la déglutition, figurent parmi les acteurs clés de cette équipe pluridisciplinaire.

Un patient ayant subi une chirurgie maxillo-faciale peut présenter des séquelles affectant sa capacité à parler ou à avaler. L'intervention de l'orthophoniste est alors primordiale. Ce dernier, grâce à ses techniques spécifiques, va travailler à rétablir et optimiser ces fonctions essentielles, impactant directement la qualité de vie du patient. Il est fréquent que, suite à une intervention, le patient ressente une gêne, une altération de la voix ou une difficulté à articuler. Grâce à l'expertise de l'orthophoniste, un programme personnalisé est mis en place, visant à retrouver une parole fluide et une déglutition aisée.

Mais la collaboration ne s'arrête pas là. La prise en charge post-opératoire en chirurgie maxillo-faciale implique souvent une multitude de professionnels de santé. Les kinésithérapeutes, par exemple, jouent un rôle crucial dans la rééducation fonctionnelle, travaillant à la mobilité du cou et des mâchoires, tandis que les nutritionnistes veillent à adapter l'alimentation du patient en fonction de ses capacités masticatoires et de déglutition. Les psychologues peuvent également intervenir, offrant un soutien émotionnel face aux défis et aux changements que le patient peut rencontrer.

Cette synergie entre les professionnels de santé garantit une prise en charge globale du patient, où chaque détail, chaque complication éventuelle, est anticipé et traité. Le rôle de l'infirmier dans cette collaboration est d'ailleurs central. En tant que pivot de la coordination des soins, il est en contact direct avec chacun de ces spécialistes, assurant une communication fluide et efficace, essentielle à la réussite du parcours de soins.

Ainsi, loin d'être une démarche isolée, la chirurgie maxillo-faciale s'inscrit dans une approche holistique, où chaque professionnel, de l'orthophoniste au kinésithérapeute, du nutritionniste au psychologue, apporte sa pierre à l'édifice, travaillant main dans la main pour offrir au patient une qualité de vie optimale.

Chapitre 17 :
GESTION DE LA DOULEUR

Évaluation de la douleur

La douleur est une expérience sensorielle et émotionnelle désagréable associée à une lésion tissulaire réelle ou potentielle. En chirurgie maxillo-faciale, l'évaluation précise de la douleur est fondamentale, non seulement pour garantir le confort du patient, mais aussi pour prévenir d'éventuelles complications post-opératoires. Cette évaluation doit être multidimensionnelle, prenant en compte l'intensité, la localisation, la nature et la durée de la douleur, ainsi que son impact sur la qualité de vie du patient.

L'intensité de la douleur est souvent mesurée à l'aide d'échelles verbales, numériques ou visuelles, offrant au patient la possibilité de quantifier son ressenti. Un simple "De 0 à 10, comment évalueriez-vous votre douleur ?" peut fournir des informations précieuses à l'équipe médicale. Toutefois, ces échelles ont leurs limites, en particulier chez les enfants, les personnes âgées ou celles ayant des difficultés de communication.

La localisation de la douleur permet de cibler précisément l'origine du problème. En chirurgie maxillo-faciale, la douleur peut provenir de la mâchoire, des dents, des gencives, du visage ou encore des tissus mous environnants. Une cartographie précise de la douleur facilite le diagnostic et le traitement approprié.

La nature de la douleur, qu'elle soit lancinante, pulsatile, sourde ou aiguë, peut orienter vers différentes étiologies. Une douleur post-opératoire est souvent aiguë et décroît avec le temps, tandis qu'une douleur chronique peut être le signe d'une complication ou d'une pathologie sous-jacente.

L'évaluation doit également prendre en compte l'impact de la douleur sur le quotidien du patient : sommeil perturbé, difficulté à manger ou à parler, altération de l'humeur... Ces éléments, bien que subjectifs, sont essentiels pour adapter le traitement et offrir une prise en charge globale.

Enfin, il est crucial d'évaluer régulièrement la douleur, surtout après une intervention chirurgicale. L'évolution de la douleur, son intensification ou son atténuation, peut fournir des indications sur le processus de guérison ou sur l'apparition de complications.

L'infirmier joue ici un rôle central, étant souvent le premier interlocuteur du patient. Par sa proximité et sa disponibilité, il est en mesure de recueillir des informations précises, de rassurer le patient et d'ajuster le traitement antalgique si nécessaire. En collaboration étroite avec l'équipe médicale, l'infirmier participe activement à l'évaluation et à la gestion de la douleur, garantissant ainsi une prise en charge optimale du patient en chirurgie maxillo-faciale.

Protocoles analgésiques spécifiques

La gestion de la douleur est cruciale en chirurgie maxillo-faciale, non seulement pour garantir le confort du patient mais aussi pour favoriser une récupération rapide et efficace. Les protocoles analgésiques spécifiques à cette spécialité prennent en compte la nature et l'étendue de l'intervention, ainsi que les besoins individuels du patient.

Évaluation initiale de la douleur :

Avant toute administration d'analgésiques, une évaluation complète de la douleur est indispensable. Celle-ci permet de déterminer l'intensité, la localisation, et la nature de la douleur. Les échelles d'évaluation, comme l'échelle visuelle analogique (EVA), sont des outils précieux à cet égard.

Analgésie multimodale :

L'approche multimodale consiste à combiner différents médicaments analgésiques pour optimiser le soulagement de la douleur tout en minimisant les effets secondaires. Ainsi, un anti-inflammatoire non stéroïdien (AINS) peut être associé à un paracétamol, voire à des opioïdes pour les douleurs plus intenses.

Blocages nerveux :

Pour certaines interventions, un bloc nerveux peut être réalisé pour anesthésier une région spécifique du visage. Cela permet non seulement de réduire la douleur post-opératoire mais aussi de diminuer la consommation d'autres analgésiques.

Opioïdes :

En cas de douleur intense, des opioïdes comme la morphine, le fentanyl ou l'oxycodone peuvent être prescrits. Toutefois, en raison de leur potentiel addictif et de leurs effets secondaires (nausées, constipation, somnolence...), leur utilisation doit être soigneusement surveillée.

Prise en compte des interactions médicamenteuses :

Certains patients peuvent être sous traitement médicamenteux pour d'autres pathologies. Il est donc essentiel d'évaluer les éventuelles interactions entre les analgésiques et ces médicaments.

Gestion des effets secondaires :

L'administration d'analgésiques peut entraîner des effets secondaires. Une surveillance régulière permet de les détecter précocement et d'ajuster le traitement en conséquence.

Réévaluation régulière :

La douleur doit être évaluée régulièrement, et le protocole analgésique adapté en fonction de l'évolution de la douleur et des besoins du patient.

Éducation du patient :

Il est crucial d'informer le patient sur la gestion de sa douleur à domicile, notamment sur l'importance de respecter les doses prescrites et de signaler tout effet indésirable.

L'infirmier en chirurgie maxillo-faciale joue un rôle primordial dans la mise en œuvre et la surveillance des protocoles analgésiques. Par son écoute et son expertise, il veille au bien-être du patient, assurant ainsi une prise en charge de la douleur optimale et personnalisée.

Techniques non médicamenteuses de gestion de la douleur

La douleur, en tant que phénomène complexe, peut être influencée par des facteurs physiologiques, psychologiques et sociaux. En chirurgie maxillo-faciale, si les médicaments constituent la première ligne de traitement de la douleur post-opératoire, il est de plus en plus courant de compléter cette approche médicamenteuse par des techniques non médicamenteuses. Ces techniques ont l'avantage de réduire les besoins en analgésiques, de minimiser les effets secondaires et de proposer au patient une prise en charge globale de sa douleur.

Thérapies manuelles :

Massage : Cette technique aide à détendre les muscles, à améliorer la circulation sanguine et à favoriser la sécrétion d'endorphines, les analgésiques naturels du corps.

Kinésithérapie : Des mouvements spécifiques et des exercices de mobilisation peuvent aider à soulager la douleur et à prévenir la raideur post-opératoire.

Thérapies cognitivo-comportementales :

Relaxation et respiration profonde : Ces techniques permettent de réduire le stress, l'anxiété et la tension musculaire, autant de facteurs pouvant amplifier la perception de la douleur.

Hypnose médicale : Elle permet de modifier la perception de la douleur et de faciliter la détente.

Techniques de distraction :

Musicothérapie : L'écoute de musique ou la participation à des sessions de musicothérapie peuvent réduire la douleur et l'anxiété.

Réalité virtuelle : L'immersion dans un environnement virtuel peut distraire le patient de sa douleur.

Stimulation électrique transcutanée (TENS) :

Cette technique utilise des impulsions électriques pour stimuler les nerfs, bloquant ainsi la transmission de la douleur.

Thermothérapie et cryothérapie :

L'application de chaleur peut détendre les muscles et améliorer la circulation, aidant à soulager la douleur.

L'application de froid peut réduire l'inflammation et engourdir la zone douloureuse.

Acupuncture et acupression :

Ces techniques traditionnelles chinoises peuvent aider à soulager la douleur en stimulant des points spécifiques du corps.

Biofeedback :

Cette technique enseigne au patient à contrôler certaines fonctions physiologiques (comme la fréquence cardiaque) pour mieux gérer sa douleur.

Aromathérapie :

L'utilisation d'huiles essentielles spécifiques peut aider à réduire la douleur et l'anxiété.

En intégrant ces techniques non médicamenteuses dans les protocoles de soins, l'infirmier en chirurgie maxillo-faciale offre au patient une prise en charge holistique de sa douleur. Il est toutefois essentiel d'individualiser cette prise en charge en fonction des besoins et des préférences du patient, et d'évaluer régulièrement son efficacité.

Chapitre 18 :
CHIRURGIE MAXILLO-FACIALE PÉDIATRIQUE

Différences anatomiques et physiologiques chez l'enfant

La prise en charge des enfants en chirurgie maxillo-faciale présente des défis particuliers en raison des différences anatomiques et physiologiques qui les distinguent des adultes. Une compréhension approfondie de ces variations est cruciale pour offrir des soins adaptés et sécuritaires aux plus jeunes patients.

Crâne et visage :

Fontanelles : Les bébés naissent avec des zones molles sur leur crâne, appelées fontanelles, qui se fermeront progressivement avec la croissance.

Proportions : La tête d'un enfant est proportionnellement plus grande par rapport au reste de son corps que celle d'un adulte.

Sinus : Les sinus frontaux ne commencent à se développer qu'après l'âge de deux ans et ne sont pas complètement formés avant l'adolescence.

Dentition :

Les enfants ont une première série de dents, les dents de lait, qui tombent progressivement pour laisser place à la dentition permanente.

L'éruption des dents peut varier considérablement d'un enfant à l'autre.

Voies respiratoires :

Taille : Les voies respiratoires des enfants sont plus étroites, ce qui les rend plus susceptibles aux obstructions.

Épiglotte : Plus grande et moins flexible chez les enfants, augmentant le risque d'obstruction.

Langue : Proportionnellement plus grande par rapport à la bouche.

Système circulatoire :

Fréquence cardiaque : Les enfants ont une fréquence cardiaque et un taux métabolique de base plus élevés.

Volume sanguin : Une perte sanguine même minime lors d'une intervention peut avoir des conséquences plus graves chez un enfant en raison de son faible volume sanguin total.

Os et tissus mous :

Croissance osseuse : Les plaques de croissance (épiphyse) sont des zones de tissu cartilagineux actif où la croissance osseuse se produit et qui sont sensibles aux blessures.

Élasticité des tissus : La peau et les tissus des enfants sont plus élastiques, ce qui peut affecter les techniques de suture.

Réponse physiologique :

Les enfants peuvent avoir une réponse physiologique différente aux médicaments, nécessitant une adaptation des dosages.

Leur capacité à réguler la température est moins développée, les rendant plus vulnérables aux variations de température.

Développement cognitif et émotionnel :

Les enfants ne comprennent pas toujours ce qui leur arrive, ce qui peut générer de l'anxiété.

Ils peuvent avoir du mal à communiquer leur douleur ou leur inconfort.

Ces différences, parmi d'autres, nécessitent une formation spécialisée pour les professionnels travaillant en chirurgie maxillo-faciale pédiatrique. L'approche de soin doit être adaptée, non seulement aux besoins anatomiques et physiologiques de l'enfant, mais aussi à ses besoins psychologiques et émotionnels.

Défis spécifiques de la prise en charge pédiatrique

La chirurgie maxillo-faciale chez les enfants est un domaine délicat, nécessitant une expertise particulière. En plus des différences anatomiques et physiologiques, il y a de nombreux autres défis uniques à la prise en charge pédiatrique dans ce secteur.

- Compréhension limitée :
    - Les enfants peuvent ne pas comprendre la nécessité d'une intervention chirurgicale, rendant la préparation pré-opératoire plus difficile. Expliquer de manière adaptée à leur âge et leur niveau de compréhension est crucial.
- Gestion de l'anxiété :
    - Le bloc opératoire peut être un environnement intimidant pour un enfant. La peur de l'inconnu, la séparation d'avec les parents et la confrontation à des instruments chirurgicaux peuvent provoquer une grande anxiété.
- Considérations pharmacologiques :
    - Les enfants réagissent différemment aux médicaments que les adultes. Le dosage, l'administration et la surveillance des effets secondaires nécessitent une attention particulière.

Communication :

Les enfants, en fonction de leur âge, peuvent ne pas être en mesure d'exprimer clairement leur douleur ou leur inconfort, nécessitant des méthodes d'évaluation adaptées.

Consentement éclairé :

Bien que les enfants plus âgés puissent contribuer à la prise de décision, c'est généralement aux parents ou tuteurs de donner leur consentement. Cela peut parfois conduire à des situations complexes où les souhaits de l'enfant diffèrent de ceux des parents.

Implications à long terme :

Les interventions chirurgicales peuvent avoir des implications sur la croissance et le développement futurs de l'enfant. Il est essentiel de considérer ces impacts lors de la planification chirurgicale.

Aspects psychosociaux :

Les cicatrices ou les changements d'aspect peuvent avoir des implications psychosociales pour l'enfant, notamment en termes d'estime de soi et d'intégration sociale.

Famille et entourage :

Les parents ou les proches sont profondément impliqués dans les soins et la récupération de l'enfant. Leur soutien, leur compréhension et leur coopération sont essentiels, mais ils peuvent aussi nécessiter un soutien émotionnel.

Coordination multidisciplinaire :

La prise en charge des enfants en chirurgie maxillo-faciale nécessite souvent une collaboration avec d'autres spécialités comme la pédiatrie, l'orthodontie, l'orthophonie, la psychologie, entre autres.

Aspects éthiques :
Des dilemmes éthiques peuvent surgir, par exemple, concernant des interventions à visée esthétique sur des enfants ou des interventions lourdes avec des risques importants.

La prise en charge pédiatrique en chirurgie maxillo-faciale demande une expertise, une sensibilité et une adaptabilité accrues. Les soignants doivent non seulement se concentrer sur les aspects techniques de la chirurgie, mais également considérer les besoins émotionnels et psychologiques de l'enfant et de sa famille.

Collaboration
avec les services pédiatriques

La collaboration entre la chirurgie maxillo-faciale et les services pédiatriques est essentielle pour une prise en charge optimale des jeunes patients. Cette interaction est fondamentale, car les enfants présentent des particularités anatomiques, physiologiques, psychologiques et développementales qui nécessitent une approche spécifique.

Évaluation pré-opératoire :
La collaboration débute souvent par une évaluation pré-opératoire conjointe. Le pédiatre évalue l'état général de l'enfant, ses antécédents médicaux et toute affection concomitante qui pourrait influer sur l'intervention.
Préparation psychologique :
Les psychologues pédiatriques peuvent aider à préparer l'enfant et sa famille à l'intervention. Ils fournissent des stratégies pour gérer

l'anxiété et aider l'enfant à comprendre ce qui va se passer.

Adaptation des protocoles :

Les protocoles anesthésiques et chirurgicaux sont adaptés à la physiologie de l'enfant. La collaboration permet de s'assurer que ces protocoles respectent les meilleures pratiques pédiatriques.

Communication :

La clarté dans la communication est cruciale. Les équipes chirurgicales et pédiatriques doivent partager les informations pertinentes sur l'état de l'enfant, les procédures prévues et les résultats attendus.

Suivi post-opératoire :

Après l'intervention, le suivi est souvent effectué conjointement. Le chirurgien maxillo-facial s'intéressera à l'issue de l'intervention, tandis que le pédiatre surveillera l'enfant pour toute complication générale.

Rééducation et thérapie :

Dans certains cas, l'enfant peut nécessiter une rééducation, par exemple avec un orthophoniste pour la parole ou un physiothérapeute pour les fonctions musculaires. Une collaboration étroite garantit un plan de traitement coordonné.

Réunions multidisciplinaires :

Des réunions régulières entre les différentes équipes permettent d'examiner les cas complexes, de discuter des meilleures options thérapeutiques et d'assurer une coordination des soins.

Formation et éducation :

La formation continue est essentielle. Les équipes pédiatriques peuvent offrir une formation sur les particularités des soins pédiatriques, tandis que l'équipe de chirurgie maxillo-faciale peut partager des connaissances sur les techniques chirurgicales spécifiques.

Recherche conjointe :

Les deux services peuvent collaborer sur des études et des recherches pour améliorer les techniques, les résultats et les soins aux patients.

La collaboration entre la chirurgie maxillo-faciale et les services pédiatriques est essentielle pour garantir une prise en charge holistique des enfants. Cette synergie améliore non seulement les résultats cliniques mais aussi l'expérience globale pour l'enfant et sa famille.

Chapitre 19 :
GESTION DES SITUATIONS DE CRISE ET DES CAS EXTRÊMES

Interventions en situation de catastrophe ou d'urgence

Face à une catastrophe ou une situation d'urgence, la nécessité d'intervenir rapidement et efficacement est impérative. Dans le domaine de la chirurgie maxillo-faciale, ces interventions peuvent concerner des traumatismes faciaux majeurs résultant d'accidents, de catastrophes naturelles ou de conflits armés. Aborder ces interventions nécessite une préparation spécifique, une coordination interdisciplinaire et des protocoles d'action rapides.

Préparation et formation :
La formation aux situations d'urgence est cruciale. Les professionnels doivent être formés aux interventions d'urgence, aux protocoles spécifiques à suivre, et à l'utilisation de matériel spécialisé.

Triage des victimes :
En situation de catastrophe, un triage rapide est essentiel pour identifier les patients qui nécessitent une intervention immédiate, ceux qui peuvent attendre, et ceux pour qui les soins seraient futiles. Les blessures maxillo-faciales peuvent compromettre les voies respiratoires, nécessitant une intervention rapide.

Stabilisation des patients :
La priorité est de stabiliser les patients, en assurant une voie respiratoire libre, en

contrôlant les saignements et en traitant les traumatismes associés.

Interventions chirurgicales d'urgence :

Les fractures complexes, les lésions profondes et les traumatismes associés à d'autres blessures peuvent nécessiter une chirurgie immédiate. Les interventions peuvent aller de la mise en place de drains à la chirurgie reconstructive.

Logistique et équipement :

Disposer d'un équipement chirurgical adapté et d'un personnel formé est crucial. Dans les zones de catastrophe, cela peut impliquer des unités chirurgicales mobiles, des kits d'urgence spécifiques et des systèmes de communication efficaces.

Coordination interdisciplinaire :

La chirurgie maxillo-faciale ne s'effectue jamais en vase clos. Elle nécessite une collaboration étroite avec d'autres spécialités telles que l'anesthésie, la traumatologie, la neurochirurgie, et même la psychologie.

Soins post-opératoires et réhabilitation :

Après les interventions initiales, les patients nécessitent des soins post-opératoires appropriés pour prévenir les infections, gérer la douleur et initier la réhabilitation. En situation de catastrophe, cela peut être un défi en raison de ressources limitées.

Soutien psychosocial :

Les traumatismes physiques sont souvent accompagnés de traumatismes psychologiques. Les professionnels de santé mentale peuvent intervenir pour aider les patients à gérer le choc, le stress post-traumatique et la réadaptation.

Retour d'expérience et amélioration continue :
Après chaque intervention en situation de catastrophe, il est vital de procéder à un débriefing, de recueillir des retours d'expérience et d'ajuster les protocoles en conséquence pour améliorer les futures réponses.

La capacité à intervenir efficacement en situation de catastrophe est le résultat d'une préparation minutieuse, d'une coordination efficace et d'une formation continue. Les défis sont nombreux, mais avec une approche structurée et collaborative, les équipes de chirurgie maxillo-faciale peuvent apporter des soins vitaux en période de crise.

Prise en charge des cas extrêmes : brûlures majeures, traumatismes de guerre

Les cas extrêmes en chirurgie maxillo-faciale, tels que les brûlures graves ou les traumatismes liés à la guerre, représentent des défis uniques. Ces situations nécessitent non seulement des compétences chirurgicales avancées, mais aussi une approche holistique pour gérer les besoins médicaux, psychologiques et sociaux des patients.

Évaluation initiale :
Lors de l'admission d'un patient avec des blessures graves, une évaluation rapide mais approfondie est nécessaire. Cela comprend l'assurance des voies respiratoires, la vérification de la gravité des lésions, la détection d'autres blessures associées et la stabilisation du patient.

Gestion des voies respiratoires :

Les brûlures faciales et les traumatismes peuvent compromettre les voies respiratoires. Assurer une respiration stable, que ce soit par intubation ou par une trachéotomie d'urgence, est une priorité.

Soins immédiats des plaies :

Cela implique le nettoyage, la débridation si nécessaire, et le bandage des lésions. Dans le cas des brûlures, cela comprend également la régulation de la température corporelle et la prévention de la déshydratation.

Chirurgie reconstructive :

Les blessures graves peuvent nécessiter de multiples interventions chirurgicales pour réparer et reconstruire les structures faciales. Cela peut inclure des greffes de peau, la fixation des fractures ou la reconstruction complète de certaines parties du visage.

Soutien nutritionnel :

Les patients gravement brûlés ou traumatisés ont des besoins nutritionnels élevés pour soutenir la guérison. Une alimentation appropriée, souvent par voie entérale, est cruciale.

Gestion de la douleur :

Les brûlures et les traumatismes majeurs sont extrêmement douloureux. Une prise en charge adéquate de la douleur, en utilisant une combinaison de médicaments et d'autres interventions, est essentielle pour le confort du patient et sa réhabilitation.

Réhabilitation physique et thérapie :

Au-delà de la guérison initiale, les patients peuvent avoir besoin d'une physiothérapie pour retrouver la fonction, ainsi que d'une thérapie occupationnelle pour retrouver les compétences quotidiennes.

Soutien psychologique :

Les traumatismes graves peuvent laisser des cicatrices psychologiques tout aussi profondes que les cicatrices physiques. Le soutien psychologique, par le biais de la thérapie individuelle ou de groupe, est vital pour aider le patient à faire face à sa nouvelle réalité.

Réintégration sociale :

Une fois stabilisé et en voie de guérison, le patient aura besoin d'aide pour se réintégrer dans la société, que ce soit en retrouvant un emploi, en s'adaptant à de nouvelles capacités physiques, ou simplement en retournant à une vie normale.

Éducation et prévention :

Informer le patient et sa famille sur les soins continus, les risques potentiels et les mesures préventives peut aider à prévenir d'autres incidents à l'avenir.

Traiter les cas extrêmes en chirurgie maxillo-faciale est une tâche colossale qui nécessite une équipe médicale dédiée et une approche intégrative. Chaque étape, de l'intervention initiale à la réhabilitation, est cruciale pour garantir les meilleures chances de récupération et de qualité de vie pour le patient.

Soutien psychologique pour l'équipe dans ces situations intenses

Dans l'environnement intense et souvent stressant de la chirurgie maxillo-faciale, le soutien psychologique pour l'équipe médicale est tout aussi vital que le traitement des patients. Les infirmiers, chirurgiens, anesthésistes, techniciens, et autres professionnels de la santé sont confrontés à des situations émotionnellement chargées, des cas complexes, et parfois à des résultats tragiques. Le bien-être de cette équipe est essentiel pour garantir des soins de qualité pour les patients.

- Reconnaître les signes de stress et d'épuisement :
    - Il est important de former les membres de l'équipe à reconnaître les signes de stress, d'anxiété et d'épuisement professionnel chez eux-mêmes et chez leurs collègues. Cela inclut l'irritabilité, l'insomnie, le retrait social et une baisse de performance au travail.
- Débriefing post-intervention :
    - Après des interventions particulièrement difficiles, il est bénéfique de tenir des sessions de débriefing. Ces réunions permettent à l'équipe d'exprimer leurs émotions, de discuter de ce qui s'est bien passé et de ce qui aurait pu être amélioré.
- Mise à disposition de professionnels de santé mentale :
    - Disposer d'un psychologue ou d'un conseiller sur place ou en consultation externe peut offrir un espace pour les membres de l'équipe pour parler de leurs expériences, gérer leurs émotions, et développer des stratégies de coping.
- Formation à la résilience :
    - Offrir des ateliers ou des formations sur la résilience peut aider les professionnels de la santé à développer des techniques pour faire face au stress, à l'épuisement, et à l'éventuelle compassion fatiguée.
- Encourager le bien-être physique :
    - La santé physique est étroitement liée à la santé mentale. Encourager les membres de l'équipe à prendre des pauses régulières, à manger sainement, à faire de l'exercice et à dormir suffisamment peut améliorer leur capacité à gérer le stress.

Espaces de repos adaptés :
   Fournir des zones de repos confortables où l'équipe peut se détendre, se ressourcer, et même faire une sieste si nécessaire.
Création d'une culture de soutien :
   La direction et les cadres supérieurs doivent reconnaître l'importance du soutien psychologique et promouvoir une culture où la demande d'aide est encouragée et non stigmatisée.
Activités de team building :
   Organiser régulièrement des activités de renforcement d'équipe peut aider à renforcer la cohésion du groupe, à améliorer la communication, et à réduire le stress.
Feedback régulier :
   Offrir et solliciter des retours réguliers permet de célébrer les succès, de reconnaître les efforts, et d'aborder proactivement les domaines d'amélioration.
Prise de congés régulière :
   Encourager l'équipe à prendre leurs congés et à déconnecter totalement du travail lorsqu'ils le font. Des pauses régulières peuvent prévenir l'épuisement.

Face aux défis de la chirurgie maxillo-faciale, le bien-être de l'équipe est fondamental. Une équipe soutenue, reconnue, et bien gérée sur le plan émotionnel est mieux équipée pour offrir des soins exceptionnels à ses patients.

Chapitre 20 :
LES NUANCES DE LA CHIRURGIE RECONSTRUCTIVE

Les principaux types de reconstruction

La chirurgie maxillo-faciale englobe un spectre diversifié d'interventions dont le but est de restaurer forme et fonction à la face et à la mâchoire. Que ce soit à la suite d'un traumatisme, d'une maladie, d'une tumeur ou d'une malformation congénitale, la reconstruction maxillo-faciale vise à améliorer non seulement l'apparence du patient, mais aussi sa qualité de vie en assurant des fonctions vitales comme la mastication, la déglutition, et la phonation.

Reconstruction osseuse :

Greffe osseuse : Cette technique utilise soit du propre os du patient prélevé d'une autre partie du corps, soit de l'os de donneur, soit des substituts osseux synthétiques pour reconstruire la mâchoire ou d'autres parties du visage.

Distracteurs ostéogéniques : Utilisés principalement pour les malformations, ils permettent une extension graduelle de l'os en utilisant la capacité naturelle de l'os à se régénérer.

Reconstruction des tissus mous :

Lambeaux locaux ou régionaux : Ils utilisent les tissus adjacents à la zone à reconstruire pour couvrir une plaie ou une zone opérée.

Lambeaux libres : Cela implique de prélever du tissu d'une autre région du corps (avec son apport sanguin) pour le transplanter dans la région faciale.

Reconstruction de l'articulation temporo-mandibulaire (ATM) :

Cela peut nécessiter des implants ou des greffons pour rétablir le mouvement articulaire normal et éliminer la douleur.

Reconstruction dentaire et d'arcade :

Prothèses dentaires, implants dentaires, et greffes osseuses peuvent être utilisés pour restaurer une dentition fonctionnelle et esthétique.

Chirurgie orthognathique :

Elle vise à corriger les anomalies de l'alignement des mâchoires et peut impliquer le repositionnement chirurgical des os maxillaires.

Reconstruction de la lèvre et du palais :

Essentielle pour les patients atteints de fentes labio-palatines, cette chirurgie vise à restaurer une fonction normale de la parole et de la déglutition, ainsi qu'une apparence esthétique.

Reconstruction après ablation tumorale :

Les tumeurs de la face et de la mâchoire peuvent nécessiter une ablation significative des tissus. La reconstruction vise à restaurer la forme et la fonction, souvent en utilisant une combinaison de techniques.

Reconstruction des voies aérodigestives supérieures :

Après certaines chirurgies pour des tumeurs de la bouche, de la gorge ou du larynx, une reconstruction peut être nécessaire pour restaurer la capacité de parler et de déglutir.

Rhinoplastie reconstructive :

Utilisée pour réparer ou reconstruire le nez après un traumatisme, une chirurgie ou une maladie.

Reconstruction auriculaire :
    Cette chirurgie peut utiliser du cartilage prélevé sur le patient pour reconstruire une oreille après un traumatisme, une tumeur ou une malformation congénitale.

La reconstruction en chirurgie maxillo-faciale, bien qu'exigeante, peut transformer la vie des patients. Elle mêle art et science, exigeant du chirurgien une compréhension approfondie de l'anatomie, des compétences techniques fines, ainsi qu'une sensibilité esthétique pour obtenir les meilleurs résultats pour le patient.

Gestion des attentes des patients et des familles

Dans le monde de la médecine, et tout particulièrement en chirurgie maxillo-faciale, la gestion des attentes des patients et de leurs proches est essentielle. La région maxillo-faciale étant liée à la fois à l'apparence physique et aux fonctions essentielles comme la parole, la mastication et la respiration, les procédures peuvent avoir des répercussions profondes sur la qualité de vie des patients. Voici une exploration approfondie de la manière dont les professionnels de santé peuvent aborder et gérer ces attentes :

Éducation et information pré-opératoire :
    Une compréhension claire de la procédure, des avantages, des risques et des résultats attendus est primordiale. Fournir des brochures, des vidéos ou des simulations peut aider le patient à visualiser et à comprendre la procédure.

Dialogues honnêtes et ouverts :

Il est crucial de créer un espace où le patient et la famille peuvent exprimer leurs préoccupations, poser des questions et recevoir des réponses honnêtes et claires.

Gestion des attentes esthétiques :

La chirurgie maxillo-faciale, en particulier lorsqu'elle est d'ordre esthétique ou reconstructive, nécessite de clarifier ce qui est réalisable esthétiquement parlant, en tenant compte de l'anatomie unique du patient.

Discussion sur la durée de la récupération :

Informer les patients et les familles du temps qu'il faudra pour se remettre totalement de l'intervention, y compris les périodes de gonflement, de douleur ou de restriction alimentaire.

Préparation émotionnelle :

Les changements d'apparence, même temporaires, peuvent être source de détresse émotionnelle. La discussion et la préparation à cette éventualité sont donc essentielles.

Implication des thérapeutes et conseillers :

Dans certains cas, impliquer des professionnels tels que des psychologues ou des conseillers peut être bénéfique pour aider à gérer l'impact émotionnel des interventions.

Des revues post-opératoires régulières :

Ces rendez-vous permettent d'évaluer la progression, d'ajuster les attentes en cours de route et de s'assurer que le patient et sa famille sont soutenus tout au long du processus.

Soutien aux familles :

Les proches jouent un rôle crucial dans la récupération. Les éduquer sur la manière dont ils peuvent aider, ce à quoi ils doivent s'attendre, et les ressources disponibles peut être tout aussi important que le soutien au patient lui-même.

Groupes de soutien et témoignages :

Parfois, parler à quelqu'un qui a vécu une expérience similaire peut être inestimable. Les groupes de soutien ou les témoignages de patients peuvent aider à mettre les choses en perspective.

Transparence sur les coûts :

Une discussion transparente sur les coûts, la prise en charge par les assurances et les plans de paiement potentiels peut réduire l'anxiété liée à l'aspect financier de l'intervention.

La clé de la gestion des attentes réside dans la communication, l'éducation, et le soutien continu. Chaque patient est unique, et en tant que tel, mérite une approche personnalisée pour s'assurer que ses attentes, et celles de ses proches, sont alignées avec la réalité de la procédure et de la récupération.

Préparation pré-opératoire et post-opératoire pour les interventions majeures

La chirurgie maxillo-faciale, impliquant des structures vitales du visage et de la tête, nécessite une préparation minutieuse avant et après l'intervention. Ces préparations sont cruciales pour garantir la sécurité du patient, minimiser les complications potentielles et assurer une récupération optimale.

Préparation pré-opératoire :

Évaluation médicale complète :

Cela inclut des tests sanguins, des examens cardiaques, et d'autres évaluations spécifiques en fonction des antécédents médicaux du patient.

Consultations spécialisées :

En fonction de la procédure, des consultations avec d'autres spécialistes tels que les anesthésistes, les orthodontistes ou les ORL peuvent être nécessaires.

Éducation du patient :

Informer le patient en détail sur la procédure, les risques associés, et les attentes post-opératoires.

Jeûne :

En général, les patients doivent jeûner pendant une période définie avant la chirurgie pour prévenir les complications pendant l'anesthésie.

Médicaments et allergies :

Réviser tous les médicaments que le patient prend et ajuster si nécessaire. Il est essentiel d'être informé de toute allergie, en particulier aux médicaments.

Nettoyage buccal :

Pour minimiser le risque d'infection, un nettoyage dentaire professionnel peut être recommandé avant certaines interventions.

Planification post-opératoire :

Assurez-vous que le patient a organisé un moyen de transport après l'intervention et qu'il a prévu une période de repos.

Préparation post-opératoire :

Surveillance médicale :

Suite à une chirurgie majeure, une période de surveillance en unité post-anesthésie ou même en unité de soins intensifs peut être requise.

Gestion de la douleur :

Prescrire et administrer des analgésiques appropriés pour contrôler la douleur post-opératoire.

Soins de la plaie :

    Fournir des instructions claires sur le nettoyage de la plaie, la gestion des drains, et la reconnaissance des signes d'infection.

Suivi alimentaire :

    Après certaines interventions, un régime liquide ou mou peut être nécessaire pendant un certain temps.

Médicaments :

    Les antibiotiques pour prévenir l'infection, ainsi que d'autres médicaments spécifiques, peuvent être prescrits.

Conseils pour réduire l'œdème et l'ecchymose :

    Cela peut inclure l'élévation de la tête, l'application de glace, et d'autres méthodes.

Exercices et physiothérapie :

    Certains patients peuvent bénéficier d'exercices doux ou de physiothérapie pour aider à la récupération et à la restauration de la fonction.

Suivi régulier :

    Planifier des rendez-vous post-opératoires pour évaluer la guérison, discuter des préoccupations et ajuster les soins au besoin.

En intégrant ces éléments essentiels de préparation pré-opératoire et post-opératoire, les professionnels de santé peuvent travailler en étroite collaboration avec les patients pour assurer une intervention réussie et une récupération complète.

Chapitre 21 :
LA DIMENSION PSYCHOLOGIQUE
DU PATIENT

La chirurgie maxillo-faciale, axée sur le visage et les structures associées, ne se limite pas à la simple reconstruction physique ou à la correction des défauts. Elle touche profondément la psyché du patient, car le visage est souvent perçu comme le reflet de l'identité et de la personnalité. Par conséquent, les implications psychologiques sont au cœur de cette spécialité.

1. Perception de soi et estime de soi :
Le visage est un élément central de notre identité. Toute modification, qu'elle soit due à un traumatisme, une malformation ou une chirurgie, peut bouleverser la manière dont un patient se voit et se perçoit. Certains patients peuvent lutter contre des sentiments d'infériorité ou de honte à cause de leur apparence, surtout dans une société qui valorise tant la beauté et la "normalité".

2. Impact émotionnel du traumatisme :
Les patients qui subissent une chirurgie maxillo-faciale à la suite d'un traumatisme, qu'il s'agisse d'un accident de la route, d'une agression ou d'une autre cause, peuvent également souffrir de stress post-traumatique. Ils peuvent revivre l'événement, avoir des cauchemars ou développer une anxiété sévère.

3. Peur et anxiété avant la chirurgie :
La perspective de subir une intervention chirurgicale, surtout sur une zone aussi visible et essentielle que le visage, peut susciter une grande inquiétude. Les patients peuvent craindre les résultats, les complications ou la douleur.

4. Gestion des attentes :
Il est crucial que les patients aient des attentes réalistes concernant les résultats. Une attente disproportionnée peut entraîner une déception, même si la chirurgie est un succès sur le plan médical.

5. Soutien social et isolement :
Les réactions des amis, de la famille et des étrangers peuvent grandement influencer le bien-être psychologique du patient. Certains peuvent recevoir du soutien et de l'empathie, tandis que d'autres peuvent se sentir isolés ou mal compris.

6. Réadaptation et acceptation :
Après la chirurgie, le processus d'adaptation à sa nouvelle apparence et à sa nouvelle fonction peut être long et difficile. Certains peuvent éprouver un deuil pour leur "ancien" visage ou lutter pour accepter les changements.

7. Soutien psychologique :
La collaboration avec des psychologues ou des thérapeutes est souvent bénéfique. Ils peuvent offrir des stratégies pour gérer l'anxiété, renforcer l'estime de soi et aider à l'acceptation.

Il est essentiel de reconnaître la profondeur des implications psychologiques associées à la chirurgie maxillo-faciale. Chaque patient est unique, et une approche holistique, tenant compte de l'individu dans son intégralité, est primordiale pour assurer une guérison complète, tant physique que mentale.

Comprendre l'impact psychologique des malformations et des traumatismes

Lorsque nous parlons de chirurgie maxillo-faciale, nous évoquons souvent les aspects physiques des interventions : la reconstruction, la réparation, la réhabilitation. Cependant, le volet psychologique est tout aussi crucial. Les malformations congénitales, les traumatismes accidentels ou intentionnels sont non seulement des défis anatomiques et physiologiques, mais ils ont aussi des répercussions profondes sur l'identité, l'estime de soi et l'intégration sociale des patients.

1. Les malformations congénitales :
Dès le plus jeune âge, une malformation faciale peut soumettre l'individu à des regards, des commentaires et des attitudes variés de la part de son entourage et de la société en général. Cela peut entraver le développement d'une image corporelle positive et influencer l'estime de soi. Les enfants peuvent être la cible de moqueries ou d'intimidation, tandis que les adultes peuvent se sentir jugés ou rejetés.

2. Les traumatismes :
Contrairement aux malformations, les traumatismes provoquent un changement soudain et souvent violent de l'apparence et de la fonction. Il y a la douleur physique, mais aussi le choc émotionnel, le souvenir de l'événement traumatique et le deuil de l'aspect "avant" le traumatisme. Les survivants d'accidents ou d'agressions peuvent présenter des symptômes de stress post-traumatique, tels que des flashbacks, de l'insomnie ou de l'anxiété.

3. L'image corporelle :
Le visage est central dans notre communication non verbale, notre expressivité et notre identité. Tout changement dans cette région peut affecter la manière

dont une personne se perçoit et interagit avec le monde. Les malformations ou les cicatrices peuvent être perçues comme des "marques" qui attirent l'attention, souvent non désirée.

4. Les répercussions sociales :
Les interactions sociales peuvent être influencées par l'apparence faciale. Certaines personnes peuvent éviter le contact visuel, tandis que d'autres peuvent poser des questions intrusives ou faire des remarques inappropriées. Cela peut entraîner un sentiment d'isolement ou de retrait social.

5. La résilience et la guérison :
Chaque individu est unique dans sa capacité à faire face et à surmonter les défis psychologiques liés aux malformations et traumatismes. Certains trouvent de la force dans leur expérience, la transformant en motivation pour aider les autres ou sensibiliser le public. D'autres peuvent nécessiter un soutien psychologique plus intensif pour traverser ces épreuves.

Bien que les interventions en chirurgie maxillo-faciale puissent grandement améliorer l'apparence et la fonction, il est impératif de comprendre et d'aborder les profondes implications psychologiques. Une prise en charge complète et holistique, englobant les besoins physiques et émotionnels, garantira les meilleurs résultats et une véritable guérison pour le patient.

Soutien et counseling pour les patients

La chirurgie maxillo-faciale, bien qu'essentiellement médicale et chirurgicale dans sa nature, a un impact profondément émotionnel et psychologique sur les patients. Le visage est notre carte de visite, l'image première que nous projetons au monde. Toute intervention ou changement dans cette zone peut donc bouleverser la perception de soi, l'estime de soi et la façon dont les autres nous perçoivent. Le soutien et le counseling sont donc cruciaux pour aider les patients à traverser cette épreuve, qu'il s'agisse d'une chirurgie reconstructive après un traumatisme ou d'une intervention élective pour des raisons esthétiques ou fonctionnelles.

1. Préparation à l'intervention :
Avant l'intervention, le patient a souvent des inquiétudes, des espoirs et des attentes. Le soutien psychologique permet d'aborder ces préoccupations, de fixer des attentes réalistes et d'aider le patient à envisager les différentes issues possibles.

2. Gérer les émotions post-opératoires :
Après l'intervention, il est courant de ressentir une gamme d'émotions, allant de l'euphorie à la dépression, en passant par l'incertitude. Le counseling peut aider le patient à naviguer dans ce tumulte émotionnel, à gérer les douleurs post-opératoires, les changements d'apparence et les éventuelles complications.

3. Réadaptation sociale :
Revenir à la vie quotidienne avec un visage modifié, même légèrement, peut être déstabilisant. Les patients peuvent craindre le jugement, la stigmatisation ou les questions intrusives. Les thérapeutes peuvent donner des outils et des stratégies pour faire face à ces interactions sociales.

4. Soutien pour la famille :
Les proches du patient jouent un rôle essentiel dans le processus de guérison. Ils peuvent également bénéficier de séances d'information et de counseling pour comprendre le processus chirurgical, les attentes post-opératoires et la meilleure façon de soutenir leur proche.

5. Groupes de soutien :
Partager son expérience avec d'autres personnes qui ont traversé des circonstances similaires peut être libérateur. Les groupes de soutien offrent un espace sûr pour partager, écouter et apprendre les uns des autres.

6. Soutien à long terme :
Même après une guérison physique, des cicatrices émotionnelles peuvent persister. Les séances de counseling à long terme peuvent aider à traiter ces problèmes sous-jacents, en donnant au patient un espace pour parler de ses préoccupations et trouver des solutions.

7. Ressources et références :
Les professionnels de santé doivent disposer d'une liste de ressources, allant des psychologues cliniciens spécialisés aux groupes de soutien, pour répondre aux besoins spécifiques des patients.

Le soutien et le counseling pour les patients en chirurgie maxillo-faciale sont des aspects essentiels du processus de soins. Reconnaître et répondre aux besoins émotionnels et psychologiques des patients peut grandement améliorer leur satisfaction, leur guérison et leur qualité de vie globale.

Gérer les cas de dysmorphophobie

La dysmorphophobie, également appelée trouble dysmorphique corporel (TDC), est une préoccupation obsessionnelle concernant un défaut perçu de l'apparence physique, souvent imaginaire ou minime. Dans le domaine de la chirurgie maxillo-faciale, ces patients peuvent rechercher de multiples interventions chirurgicales pour corriger ces "défauts", sans jamais être satisfaits des résultats. Gérer ces patients est un défi particulier qui requiert une approche multidisciplinaire.

1. Identification précoce :
Les premières étapes pour aider les patients atteints de TDC consistent à identifier leurs préoccupations et à comprendre leur perception. Un patient peut montrer une fixation sur un détail mineur, avoir des attentes irréalistes ou exprimer un mécontentement persistant après des chirurgies antérieures.

2. Évaluation psychologique :
Avant d'envisager toute intervention chirurgicale, il est essentiel de réaliser une évaluation psychologique approfondie. Cela permettra de déterminer si le patient souffre de dysmorphophobie ou d'un autre trouble sous-jacent.

3. Éducation et conseil :
Il est crucial d'éduquer les patients sur la nature de leur trouble. Ils doivent comprendre que la chirurgie n'est pas une solution et pourrait même exacerber leurs préoccupations.

4. Refus d'intervention chirurgicale :
Dans de nombreux cas, la meilleure approche est de refuser d'effectuer une chirurgie esthétique sur un patient souffrant de TDC. Bien que cela puisse sembler contre-intuitif, il est dans le meilleur intérêt du patient, car une nouvelle chirurgie peut aggraver la condition.

5. Approche thérapeutique :
Les thérapies cognitivo-comportementales se sont avérées efficaces pour traiter le TDC. Elles aident les patients à reconnaître et à modifier leurs schémas de pensée négatifs et leurs comportements autodestructeurs.

6. Médication :
Certains antidépresseurs, en particulier les inhibiteurs sélectifs de la recapture de la sérotonine (ISRS), peuvent être bénéfiques pour les patients atteints de TDC.

7. Suivi régulier :
Il est important d'assurer un suivi régulier avec les patients pour surveiller leur état psychologique, même s'ils ont choisi de ne pas subir d'intervention chirurgicale.

8. Collaboration multidisciplinaire :
Travailler en étroite collaboration avec des psychologues, des psychiatres et d'autres professionnels de la santé mentale est essentiel pour offrir une prise en charge complète.

9. Soutien et groupes de thérapie :
Encourager les patients à rejoindre des groupes de soutien ou des sessions de thérapie de groupe peut les aider à se sentir moins isolés et à apprendre des expériences des autres.

10. Éducation des professionnels :
Former les chirurgiens maxillo-faciaux et d'autres professionnels médicaux à reconnaître les signes du TDC peut aider à assurer une prise en charge appropriée des patients.

Bien que la chirurgie maxillo-faciale puisse offrir d'excellents résultats esthétiques et fonctionnels, elle n'est pas toujours la réponse appropriée pour les patients atteints de dysmorphophobie. Une approche empathique, informée et multidisciplinaire est essentielle pour garantir le bien-être de ces patients.

Chapitre 22 :
CHIRURGIE MAXILLO-FACIALE ET ONCOLOGIE

Prise en charge des patients atteints de cancer

La prise en charge des patients atteints de cancer dans le domaine de la chirurgie maxillo-faciale est un défi multifacette qui demande non seulement une expertise technique, mais aussi une approche holistique centrée sur le patient. Le cancer de la région maxillo-faciale, qui englobe diverses tumeurs de la bouche, de la gorge, du nez, des sinus et d'autres régions adjacentes, nécessite une planification soignée et une collaboration interdisciplinaire.

1. Diagnostic et évaluation :
Tout commence par une évaluation clinique approfondie. Les imageries, comme la radiographie, le scanner ou l'IRM, jouent un rôle crucial pour déterminer l'extension de la tumeur. La biopsie confirme le diagnostic.

2. Stadification :
Il est essentiel de déterminer le stade du cancer, car cela orientera les décisions thérapeutiques. La stadification prend en compte la taille de la tumeur, son extension aux structures voisines et la présence éventuelle de métastases.

3. Planification du traitement :
Une fois le diagnostic établi, une équipe multidisciplinaire se réunit pour élaborer un plan de traitement. Cette équipe peut inclure des chirurgiens maxillo-faciaux, des

oncologues, des radiologues, des pathologistes, des nutritionnistes, des orthophonistes et d'autres spécialistes.

4. Chirurgie :
Selon le type, le lieu et le stade du cancer, une intervention chirurgicale peut être recommandée pour retirer la tumeur. Dans certains cas, une reconstruction peut être nécessaire, utilisant des greffes ou des lambeaux de tissus provenant d'autres parties du corps.

5. Radiothérapie et chimiothérapie :
Ces traitements peuvent être proposés avant ou après la chirurgie, ou même en l'absence de chirurgie, en fonction du type de cancer et de son stade.

6. Réhabilitation :
La réhabilitation est un aspect souvent crucial après le traitement du cancer maxillo-facial. Cela peut inclure la physiothérapie pour retrouver la mobilité, l'orthophonie pour la parole et la déglutition, ainsi que la prothèse dentaire ou faciale si nécessaire.

7. Suivi à long terme :
Le suivi régulier est crucial pour détecter rapidement toute récidive ou complication. Cela implique des examens cliniques et des imageries à intervalles réguliers.

8. Soutien psychosocial :
Le diagnostic de cancer et ses traitements peuvent avoir un impact émotionnel significatif. Le soutien psychologique, que ce soit par le biais de conseils individuels ou de groupes de soutien, est primordial.

9. Éducation et prévention :
Il est essentiel d'éduquer les patients sur les signes de récidive et les facteurs de risque modifiables, comme le tabagisme ou la consommation d'alcool.

10. Recherche et avancées :
La prise en charge des cancers maxillo-faciaux évolue constamment grâce à la recherche. Les patients doivent être informés des dernières avancées et, dans certains cas, peuvent bénéficier d'essais cliniques.

La prise en charge des patients atteints de cancer en chirurgie maxillo-faciale est un voyage multidimensionnel qui va bien au-delà de la simple excision d'une tumeur. Elle nécessite une approche globale et bien coordonnée pour assurer non seulement la survie, mais aussi la qualité de vie du patient.

Gestion des soins palliatifs en chirurgie maxillo-faciale

Les soins palliatifs sont une approche qui vise à améliorer la qualité de vie des patients et de leurs familles confrontés à des problèmes associés à une maladie potentiellement mortelle. En chirurgie maxillo-faciale, cette approche est essentielle pour les patients atteints de tumeurs avancées ou pour ceux qui ne sont pas candidats à un traitement curatif. Ces soins sont centrés sur la prévention et le soulagement de la souffrance, qu'elle soit d'ordre physique, psychologique, social ou spirituel.

1. Évaluation globale :
Avant tout, une évaluation complète du patient est nécessaire. Elle couvre non seulement l'aspect médical, mais aussi les besoins psychologiques, sociaux et spirituels du patient.

2. Gestion de la douleur :
La douleur est un symptôme fréquent et peut être particulièrement atroce dans les affections maxillo-faciales. Elle peut provenir de la tumeur elle-même ou des

interventions chirurgicales. Une combinaison d'analgésiques, y compris des opioïdes, peut être nécessaire.

3. Soins des plaies :
Les plaies tumorales ou post-chirurgicales peuvent nécessiter des soins spécialisés, notamment pour contrôler les infections, éliminer les débris et favoriser la cicatrisation.

4. Nutrition :
Les problèmes liés à la mastication, la déglutition ou la sécrétion excessive de salive peuvent entraver la capacité d'un patient à s'alimenter. Des stratégies nutritionnelles, y compris la mise en place d'une sonde d'alimentation, peuvent être nécessaires.

5. Communication :
Les tumeurs ou les interventions chirurgicales peuvent affecter la capacité du patient à parler. Des orthophonistes et d'autres spécialistes peuvent être utiles pour améliorer la communication.

6. Soutien psychologique :
Le diagnostic et la progression de la maladie peuvent avoir un impact émotionnel considérable. Les psychothérapeutes, les conseillers et les groupes de soutien peuvent être bénéfiques.

7. Aspects spirituels :
Pour de nombreux patients, la maladie engage des questions de sens, de valeur et de spiritualité. Les aumôniers ou autres conseillers spirituels peuvent offrir un soutien précieux.

8. Planification anticipée :
Il est crucial de discuter des volontés du patient concernant les soins futurs, y compris les directives

anticipées et les désignations de procuration pour les soins de santé.

9. Fin de vie :
Lorsque la fin de vie approche, une attention particulière doit être accordée au confort du patient. Cela peut signifier une réduction ou une modification des traitements, l'administration de médicaments pour soulager l'inconfort et le soutien émotionnel pour le patient et sa famille.

10. Soutien à la famille :
La famille joue un rôle crucial dans les soins palliatifs. Elle a besoin de soutien pour comprendre la maladie, gérer le stress et le deuil, et prendre des décisions éclairées.

Les soins palliatifs en chirurgie maxillo-faciale sont centrés sur le bien-être global du patient, allant au-delà de la simple gestion des symptômes. Ils exigent une approche holistique et interdisciplinaire pour assurer le confort et la dignité du patient à chaque étape de sa maladie.

Collaboration avec l'équipe oncologique

Dans le monde de la médecine, où la spécialisation est devenue la norme, la collaboration interdisciplinaire est plus essentielle que jamais. Au cœur de cette dynamique se trouve l'interaction entre l'infirmier en chirurgie maxillo-faciale et l'équipe oncologique. Cette alliance est d'une importance cruciale lorsqu'il s'agit de traiter des affections malignes de la région maxillo-faciale, où l'enjeu est souvent double : éradiquer le cancer tout en préservant, autant que possible, la fonction et l'esthétique.

Lorsqu'un patient est diagnostiqué avec un cancer maxillo-facial, l'infirmier est souvent le premier professionnel de santé à qui il s'adresse. Au-delà des soins primaires, l'infirmier joue un rôle central dans la coordination entre les divers spécialistes qui interviendront tout au long du parcours thérapeutique du patient. La chimiothérapie, la radiothérapie ou la chirurgie, parfois combinées, sont des modalités de traitement courantes, chaque étape nécessitant une préparation et un suivi distincts.

Le rôle de l'infirmier dépasse largement le cadre clinique. C'est lui qui aide souvent le patient à comprendre la complexité des traitements proposés par l'oncologue, le radiologue ou le chirurgien maxillo-facial. De plus, en tant que pont entre le patient et l'équipe médicale, l'infirmier traduit les inquiétudes et les besoins du patient à l'équipe, garantissant ainsi que chaque décision prise est véritablement centrée sur le patient.

Mais cette collaboration avec l'équipe oncologique ne s'arrête pas à la fin du traitement. La surveillance post-thérapeutique est essentielle pour détecter toute récidive ou complication tardive. Ici encore, l'infirmier est en première ligne, assurant le suivi régulier du patient, évaluant la qualité de sa guérison, et signalant tout signe inquiétant à l'équipe oncologique.

Dans le parcours souvent tumultueux du patient atteint de cancer maxillo-facial, l'infirmier est bien plus qu'un simple prestataire de soins. Il est le gardien de la continuité des soins, un intermédiaire inestimable entre le patient et l'équipe oncologique, et un pilier sur lequel le patient peut s'appuyer à chaque étape de sa guérison.

Chapitre 23 :
IMPLANTOLOGIE ET PROSTHODONTIE

Principes de base de l'implantologie

L'implantologie est une spécialité de la chirurgie dentaire axée sur la pose d'implants dans la mâchoire afin de remplacer une ou plusieurs dents manquantes. Bien plus qu'une simple solution esthétique, les implants dentaires contribuent à restaurer la fonction masticatoire et à prévenir de nombreuses complications liées à la perte dentaire. Plongeons-nous dans les principes fondamentaux de cette discipline fascinante.

1. Compréhension des Implants Dentaires
Un implant dentaire est essentiellement une vis en titane insérée dans l'os de la mâchoire, servant de racine artificielle sur laquelle une couronne, un pont ou une prothèse peut être fixé. Le titane est choisi pour sa biocompatibilité, permettant une osseointégration parfaite avec le tissu osseux environnant.

2. Osseointégration : Une Union Intime
La réussite d'un implant réside dans son aptitude à fusionner avec l'os de la mâchoire, un processus appelé osseointégration. Cette fusion solide est essentielle pour assurer la stabilité de l'implant et lui permettre de supporter les forces exercées lors de la mastication.

3. Évaluation Pré-implantaire
Avant la pose d'un implant, une évaluation minutieuse est nécessaire. Cela inclut des examens radiographiques pour évaluer la quantité et la qualité de l'os, déterminer l'emplacement optimal de l'implant et identifier d'éventuelles contre-indications.

4. Techniques Chirurgicales

La procédure d'implantation varie selon les besoins du patient. Elle peut être immédiate, où l'implant est posé juste après une extraction dentaire, ou différée, permettant à la zone d'extraction de guérir avant la pose de l'implant.

5. Prothèses sur Implants

Une fois l'osseointégration réalisée, une prothèse est fixée à l'implant. Cela peut être une couronne pour une seule dent, un pont pour plusieurs dents ou une prothèse complète pour remplacer toutes les dents.

6. Entretien des Implants

Bien que les implants soient résistants à la carie, les tissus environnants sont susceptibles de s'infecter si une hygiène bucco-dentaire adéquate n'est pas maintenue. Il est donc crucial d'adopter une routine de nettoyage rigoureuse et de consulter régulièrement un professionnel de santé dentaire.

7. Évolutions et Innovations

Avec le progrès technologique, l'implantologie connaît des innovations constantes. Cela inclut des techniques moins invasives, des matériaux améliorés, et même la possibilité d'utiliser l'imagerie 3D pour une planification chirurgicale précise.

L'implantologie a transformé la manière dont nous abordons la perte dentaire, offrant une solution durable et fonctionnelle pour de nombreux patients. Au-delà de la technique, le succès d'un implant repose sur une compréhension approfondie de l'anatomie, une planification minutieuse et un engagement envers l'excellence clinique.

Gestion post-opératoire des patients avec implants

La période qui suit la chirurgie implantaire est cruciale pour assurer le succès de l'intervention. En effet, une prise en charge post-opératoire appropriée est essentielle pour garantir une guérison optimale, éviter les complications et assurer la longévité de l'implant. Voici un aperçu détaillé de cette phase essentielle.

1. Premières 48 heures : Réduction de l'Inflammation et de la Douleur

Après la chirurgie, il est courant d'observer un gonflement, une ecchymose ou une sensibilité autour de la zone d'intervention. La prise d'anti-inflammatoires et d'analgésiques, prescrits par le chirurgien, aidera à maîtriser ces symptômes. L'application de compresses froides peut également contribuer à réduire l'inflammation.

2. Hygiène Bucco-dentaire : Douceur et Précision

Il est impératif de maintenir une bouche propre pour éviter les infections. Toutefois, dans les jours qui suivent l'intervention, le brossage directement sur le site opératoire doit être évité pour ne pas perturber la zone de guérison. L'utilisation d'un bain de bouche antiseptique peut être recommandée.

3. Alimentation : Douce et nutritive

Dans la semaine qui suit la chirurgie, il est conseillé d'adopter une alimentation molle pour éviter toute pression ou traumatisme sur l'implant. Les soupes, purées, yaourts et compotes sont des choix judicieux. Il est également préférable d'éviter les boissons extrêmement chaudes.

4. Suivis Post-opératoires : Garantir une Guérison Sans Encombre

Des rendez-vous post-opératoires sont généralement

planifiés pour vérifier l'état de guérison, s'assurer qu'il n'y a pas d'infection et évaluer l'osseointégration de l'implant. Ces rendez-vous sont fondamentaux pour anticiper et gérer toute complication éventuelle.

5. Intégration de l'Implant : Patience et Précision
Selon le type et la localisation de l'implant, ainsi que la santé générale du patient, la période d'osseointégration peut varier. Il est impératif de suivre les recommandations du chirurgien pendant cette phase d'attente pour assurer une fusion solide entre l'implant et l'os.

6. Prothèse : La Touche Finale
Une fois que l'implant est solidement ancré, une prothèse dentaire (couronne, pont ou autre) est fixée dessus. Les soins et l'hygiène de cette prothèse sont tout aussi essentiels pour garantir la durabilité de l'ensemble.

7. Vie à long terme avec des Implants
Avec les soins appropriés, un implant peut durer toute une vie. Cela nécessite une hygiène bucco-dentaire rigoureuse, des contrôles réguliers chez le dentiste et la prise en compte de toute modification ou inconfort ressenti.

La gestion post-opératoire des patients porteurs d'implants est une responsabilité partagée entre le professionnel de santé et le patient. Ensemble, ils peuvent veiller à ce que le chemin de la guérison se déroule sans encombre et que l'implant remplisse sa fonction de manière optimale.

Collaborer avec les prosthodontistes et les techniciens dentaires

La chirurgie maxillo-faciale, tout en étant une spécialité distincte et complexe en soi, fonctionne souvent en étroite collaboration avec d'autres spécialités dentaires, en particulier la prosthodontie. La symbiose entre le chirurgien maxillo-facial, le prosthodontiste et le technicien dentaire est essentielle pour garantir les meilleurs résultats pour le patient.

1. Le Rôle de Chacun : Complémentarité et Spécialisation

Le chirurgien maxillo-facial se concentre sur les interventions chirurgicales liées à la structure osseuse du visage et de la mâchoire, tandis que le prosthodontiste se spécialise dans la conception et la mise en place de prothèses dentaires. Le technicien dentaire, lui, conçoit et fabrique ces dispositifs prosthétiques en laboratoire selon les spécifications du prosthodontiste.

2. Planification conjointe : La Clé du Succès

La réussite d'un traitement, qu'il s'agisse d'une restauration complète ou d'un implant, repose souvent sur une planification minutieuse. Avant toute intervention, le chirurgien, le prosthodontiste et le technicien dentaire se réunissent pour élaborer un plan basé sur l'anatomie du patient, ses besoins fonctionnels et esthétiques.

3. Communication régulière : Assurer le Suivi et l'Optimisation

Des mises à jour constantes entre ces professionnels garantissent que chaque étape est réalisée avec précision. Le technicien dentaire peut avoir besoin de clarifications quant aux dimensions ou aux matériaux d'une prothèse, tandis que le prosthodontiste et le chirurgien peuvent discuter des meilleures options chirurgicales en fonction de la prothèse prévue.

4. Formation continue : Évoluer Ensemble

La technologie et les techniques en matière de soins dentaires évoluent rapidement. Ainsi, ces trois acteurs doivent régulièrement suivre des formations pour rester à jour et offrir les meilleurs soins possibles. Les ateliers et séminaires conjoints peuvent renforcer la compréhension mutuelle et affiner les techniques collaboratives.

5. Le Patient au Centre : Une Approche Holistique

La collaboration entre le chirurgien, le prosthodontiste et le technicien dentaire permet d'adopter une approche centrée sur le patient. Ensemble, ils peuvent aborder la situation dans son ensemble, allant de la chirurgie à la réadaptation, en veillant à ce que le patient soit bien informé et à l'aise à chaque étape.

La collaboration étroite entre le chirurgien maxillo-facial, le prosthodontiste et le technicien dentaire est fondamentale pour assurer des soins dentaires de qualité. Chacun apporte son expertise unique à la table, et ensemble, ils travaillent en synergie pour offrir des résultats optimaux au patient. Cette dynamique collaborative est au cœur de la médecine moderne, où la multidisciplinarité est plus que jamais un gage de qualité et d'excellence.

Chapitre 24 :
TECHNIQUES AVANCÉES
ET TECHNOLOGIES ÉMERGENTES

La chirurgie assistée par ordinateur

L'intégration de la technologie informatique dans le monde médical a créé une révolution silencieuse, mais profonde. La chirurgie maxillo-faciale, en particulier, a bénéficié de la précision, de l'efficacité et des avantages de visualisation offerts par la chirurgie assistée par ordinateur (CAO).

1. L'Émergence de la CAO : Des Débuts Timides à la Révolution Technologique
Les premières incursions de l'informatique en chirurgie ont été marquées par l'utilisation de logiciels basiques pour faciliter la visualisation des structures anatomiques. Désormais, avec des programmes avancés et des interfaces interactives, les chirurgiens peuvent simuler, planifier et effectuer des interventions avec une précision inégalée.

2. Avantages de la Précision : Réduction des Risques et Optimisation des Résultats
L'un des plus grands atouts de la CAO est sa capacité à offrir une visualisation tridimensionnelle des structures anatomiques, permettant aux chirurgiens de prévoir les défis potentiels et d'ajuster leur approche. Cela se traduit souvent par des interventions plus courtes, une réduction des complications et une récupération plus rapide pour le patient.

3. Planification Préopératoire : Un Aperçu Avant l'Incision
Les outils de simulation permettent aux chirurgiens de visualiser les résultats attendus et de discuter des options avec les patients. En superposant des images

radiographiques et des scans tridimensionnels, la CAO crée une cartographie détaillée de la zone opératoire, offrant ainsi un aperçu sans précédent de la procédure.

4. *La Navigation Chirurgicale en Temps Réel : Une Boussole pour le Chirurgien*
Lors de l'intervention, la chirurgie assistée par ordinateur agit comme un système de navigation, guidant le chirurgien tout au long de la procédure. Cela peut être particulièrement utile lors d'interventions complexes ou dans des zones anatomiques difficiles d'accès.

5. *La Fusion avec d'Autres Technologies : Robotique et Imagerie Avancée*
La CAO n'est pas une technologie isolée. Elle s'intègre parfaitement à d'autres avancées, telles que la chirurgie robot-assistée et des techniques d'imagerie innovantes. Cette synergie multiplie les avantages pour le patient et le praticien.

6. *L'Avenir de la Chirurgie Assistée par Ordinateur : Vers de Nouveaux Horizons*
Alors que la technologie continue d'évoluer, la CAO devient de plus en plus sophistiquée. L'incorporation de la réalité augmentée, de l'intelligence artificielle et des interfaces tactiles ouvre la voie à des interventions toujours plus précises et individualisées.

La chirurgie assistée par ordinateur est un outil puissant qui, entre les mains d'un chirurgien qualifié, peut transformer et améliorer le paysage de la chirurgie maxillo-faciale. Elle symbolise la fusion de l'art médical avec les avancées technologiques, offrant des soins optimaux aux patients tout en poussant les frontières de ce qui est chirurgicalement possible.

Techniques de greffe et de transplantation

Lorsque l'on aborde la chirurgie maxillo-faciale, les techniques de greffe et de transplantation jouent un rôle essentiel dans la restauration et la reconstruction de défauts ou de pertes tissulaires. Elles sont souvent nécessaires pour redonner une forme, une fonction, et parfois une esthétique aux patients touchés par des traumatismes, des malformations, des tumeurs ou d'autres affections.

1. La Nécessité de Greffes et de Transplantations:
Que ce soit à la suite d'une résection tumorale, d'une lésion traumatique ou pour corriger une malformation, les greffes servent à combler un manque de tissu, tandis que les transplantations visent à remplacer un organe ou un tissu malade par un équivalent sain.

2. Types de Greffes en Chirurgie Maxillo-Faciale:
- **Greffe osseuse:** Utilisée pour combler des défauts osseux, elle peut provenir du patient lui-même (autogreffe), d'un donneur (allogreffe), ou être synthétique. Les sites donneurs courants comprennent le crâne, la hanche, ou le tibia.
- **Greffe de peau:** Pour les défauts cutanés, des sections de peau peuvent être prélevées et transplantées. Selon l'épaisseur de la peau prélevée, on parle de greffes totales ou partielles.
- **Greffe de tissu mou:** Elle concerne les muscles, le cartilage ou d'autres tissus mous.

3. Transplantations Avancées:
L'évolution des techniques médicales a permis des transplantations faciales partielles ou complètes, rendant possible la récupération des fonctions et de l'apparence du visage pour des patients sévèrement touchés.

4. Techniques d'Anastomose:

Un aspect crucial des greffes et transplantations est la nécessité de reconnecter les vaisseaux sanguins et parfois les nerfs pour assurer la viabilité du tissu greffé. Les chirurgiens utilisent la microchirurgie pour ces anastomoses délicates, garantissant ainsi une bonne circulation sanguine et fonctionnalité.

5. Rejet et Immunosuppression:

L'une des préoccupations majeures après une transplantation, en particulier dans le cas d'allogreffes, est le rejet. Pour réduire ce risque, les patients doivent souvent suivre un traitement immunosuppresseur, qui a ses propres défis et effets secondaires.

6. Futur et Potentiel:

Avec les avancées en bio-ingénierie tissulaire et l'arrivée de l'impression 3D biologique, les futurs greffons pourraient être « cultivés » en laboratoire à partir des propres cellules du patient, éliminant ainsi les risques de rejet.

Les techniques de greffe et de transplantation en chirurgie maxillo-faciale sont en constante évolution, offrant espoir et solutions aux patients confrontés à des défis médicaux complexes. Grâce à la combinaison de compétences chirurgicales, de technologies avancées et de soins post-opératoires adaptés, la vie de nombreux patients est transformée, leur permettant de retrouver non seulement leur forme physique, mais aussi leur confiance en eux.

Les promesses de la chirurgie robotique

À l'intersection de la technologie et de la médecine, la chirurgie robotique émerge comme une véritable révolution, promettant de repousser les limites de ce que la chirurgie traditionnelle peut accomplir, en particulier dans des domaines aussi délicats que la chirurgie maxillo-faciale.

1. Précision accrue:
L'un des avantages majeurs de la chirurgie robotique est sa précision inégalée. Les robots sont dotés de bras articulés qui peuvent réaliser des mouvements très précis, éliminant ainsi les tremblements naturels de la main humaine. Ceci est particulièrement bénéfique pour des interventions nécessitant une exactitude millimétrique.

2. Accès à des zones difficiles:
Le design mince et articulé des bras robotiques permet d'accéder à des zones difficilement atteignables par la main humaine, en minimisant les incisions et donc les cicatrices post-opératoires.

3. Réduction de la fatigue du chirurgien:
Effectuer une chirurgie, surtout de longue durée, peut être épuisant pour le chirurgien. Les robots, une fois correctement positionnés, peuvent maintenir leur position sans faiblir, permettant au chirurgien de se concentrer sur l'aspect précis de l'opération.

4. Vision améliorée:
Avec l'utilisation de caméras de haute définition et de systèmes d'agrandissement, les chirurgiens disposent d'une vue claire et agrandie du champ opératoire, ce qui est essentiel pour les zones anatomiques complexes de la face.

5. Réduction du temps de convalescence:
Grâce à des incisions plus petites et plus précises, les patients bénéficient souvent d'une guérison plus rapide, d'une diminution de la douleur post-opératoire et d'un séjour hospitalier réduit.

6. Formation et téléchirurgie:
La chirurgie robotique ouvre la voie à la téléchirurgie, où un expert peut opérer à distance, et à des formations améliorées pour les futurs chirurgiens grâce à des simulations de réalité virtuelle.

7. Potentiel d'innovation:
La fusion de la chirurgie robotique avec d'autres technologies, telles que l'imagerie en temps réel, l'intelligence artificielle, ou l'impression 3D, pourrait élargir encore plus le champ des possibles en chirurgie maxillo-faciale.

Toutefois, malgré ces promesses, la chirurgie robotique n'est pas sans défis. Son coût élevé, la nécessité d'une formation spécialisée, et les débats éthiques liés à l'usage des robots en médecine sont des obstacles à surmonter.

La chirurgie robotique représente une étape passionnante dans l'évolution de la chirurgie maxillo-faciale. Alors que les techniques se perfectionnent et que la technologie devient plus accessible, elle pourrait bien transformer la manière dont les chirurgies sont réalisées, offrant de meilleurs résultats pour les patients et des outils plus avancés pour les chirurgiens.

Chapitre 25 :
LA GESTION
DES COMPLICATIONS RARES

Les complications neurologiques

Lorsqu'on aborde le sujet de la chirurgie maxillo-faciale, il est essentiel de comprendre la complexité anatomique de cette région. La face est non seulement le siège de notre identité visuelle, mais c'est aussi une région riche en structures nerveuses. Des complications neurologiques peuvent survenir lors des interventions, affectant non seulement la fonction mais aussi la qualité de vie du patient.

1. Nature des complications :
Les complications neurologiques en chirurgie maxillo-faciale peuvent être temporaires ou permanentes et peuvent résulter de traumatismes, d'incisions chirurgicales, de compressions ou d'infections.

2. Nerfs sensoriels :
L'une des complications les plus fréquentes concerne le nerf alvéolaire inférieur, qui donne sensation à la lèvre inférieure et au menton. Sa lésion peut entraîner une paresthésie, une sensation de fourmillement ou d'engourdissement. De même, le nerf lingual, responsable de la sensation de la langue, peut être affecté lors de certaines interventions.

3. Nerfs moteurs :
Le nerf facial est le principal nerf moteur de la face. Sa lésion peut entraîner une paralysie faciale, affectant l'expression faciale, la fermeture des paupières et la parole. Même si de telles complications sont rares, elles peuvent avoir des conséquences dévastatrices pour le patient.

4. Complications post-opératoires :

Des hématomes ou des œdèmes peuvent comprimer les nerfs, causant des déficits temporaires. Les infections peuvent également entraîner des complications neurologiques si elles se propagent aux structures nerveuses.

5. Gestion des complications :

Le traitement des complications neurologiques dépend de la cause et de la gravité. Certains déficits nerveux peuvent se résorber avec le temps, tandis que d'autres nécessitent une intervention pour décomprimer un nerf ou traiter une infection. La rééducation, comme la kinésithérapie faciale, peut être utile pour les patients présentant des déficits moteurs.

6. Prévention :

La meilleure manière de gérer les complications neurologiques est de les prévenir. Cela implique une planification chirurgicale soignée, une bonne connaissance de l'anatomie, l'utilisation d'outils d'imagerie de pointe et une technique chirurgicale précise.

7. Importance de la communication :

Il est crucial d'informer les patients des risques potentiels associés à la chirurgie. Une communication ouverte permet de gérer les attentes et d'assurer que le patient est bien informé avant de donner son consentement.

Bien que la chirurgie maxillo-faciale soit généralement sûre, les complications neurologiques peuvent survenir. Une compréhension approfondie de l'anatomie, une technique chirurgicale méticuleuse et une prise en charge appropriée des complications peuvent aider à minimiser ces risques et à garantir les meilleurs résultats pour le patient.

Complications vasculaires et hémorragies

La chirurgie maxillo-faciale, en raison de sa proximité avec d'importantes structures vasculaires, présente un risque de complications vasculaires et hémorragiques. Comprendre ces complications et savoir comment les gérer est essentiel pour assurer la sécurité du patient.

1. Le tissu vasculaire de la face :
La face est irriguée par un riche réseau vasculaire, principalement par les artères carotides externes et leurs branches. Toute incision ou manipulation dans cette région nécessite une attention particulière pour éviter d'endommager ces vaisseaux.

2. Complications vasculaires :
Elles peuvent se manifester sous forme de thrombose, d'embolie ou d'anévrisme. Ces complications peuvent résulter de lésions vasculaires lors de l'intervention ou post-opératoirement.

3. Hémorragies :
L'hémorragie est l'une des complications les plus courantes en chirurgie maxillo-faciale. Elle peut survenir pendant ou après la chirurgie. Une hémorragie importante peut entraîner un choc hémorragique, mettant la vie du patient en danger.

4. Prévention et gestion des hémorragies :
- **Durant l'intervention** : Une bonne visibilité du champ opératoire, l'utilisation d'instruments précis et une coagulation soignée des vaisseaux sanguins contribuent à minimiser le risque d'hémorragie.
- **Post-opératoire** : Une surveillance étroite est essentielle pour détecter rapidement les signes d'hémorragie, tels que la formation d'un hématome,

une douleur croissante ou une tension artérielle basse. Le traitement peut nécessiter une intervention chirurgicale pour arrêter l'hémorragie et drainer l'hématome.

5. Autres complications liées à l'hémorragie :
   - **Hématome** : Accumulation de sang dans une zone chirurgicale. Il peut nécessiter une évacuation chirurgicale s'il est important ou s'il exerce une pression sur des structures vitales.
   - **Hémorragie différée** : Elle peut survenir plusieurs jours après la chirurgie, souvent en raison de l'inflammation ou de l'infection.

6. Importance de la préparation :
Avant toute intervention chirurgicale, il est crucial d'obtenir des antécédents médicaux complets pour identifier les patients présentant un risque accru de saignement, comme ceux sous anticoagulants, ou ayant des troubles de la coagulation.

7. La collaboration avec d'autres spécialistes :
Dans les cas complexes, la collaboration avec des spécialistes vasculaires ou des radiologues interventionnels peut être nécessaire pour évaluer, prévenir et gérer les complications vasculaires.

La chirurgie maxillo-faciale, malgré ses défis, reste une spécialité où, avec une formation adéquate et une attention méticuleuse aux détails, les risques de complications vasculaires et hémorragiques peuvent être considérablement réduits. Une communication claire avec le patient sur les risques et une préparation soignée sont essentielles pour assurer des résultats optimaux.

Gestion des cas atypiques

Le domaine de la chirurgie maxillo-faciale, tout en étant extrêmement spécialisé, englobe une grande variété de cas, certains relevant de la routine et d'autres étant distinctement atypiques. Ces derniers posent souvent un défi à l'équipe médicale en termes de diagnostic, de planification et d'intervention chirurgicale.

1. Reconnaître l'atypicité :
Il s'agit du premier défi. Un cas atypique peut se manifester sous forme de symptômes inhabituels, de présentations cliniques rares ou de comorbidités complexes qui modifient le tableau clinique traditionnel. Parfois, c'est une combinaison de facteurs qui rend un cas unique.

2. Approche diagnostique :
Un diagnostic précis est la pierre angulaire de la gestion de tout cas médical. Dans des situations atypiques, cela peut nécessiter des investigations supplémentaires, le recours à des tests diagnostiques avancés ou même la consultation d'experts dans des domaines connexes.

3. Planification chirurgicale :
Un cas atypique peut souvent nécessiter une approche chirurgicale adaptée ou personnalisée. Cela pourrait inclure l'utilisation de techniques ou d'équipements non traditionnels, ou la modification de procédures standard pour s'adapter à la situation spécifique.

4. Gestion des attentes :
Les patients présentant des cas atypiques peuvent avoir des attentes différentes en ce qui concerne les résultats, le temps de récupération et les possibles complications. Il est essentiel de communiquer clairement avec eux pour garantir leur compréhension et leur consentement éclairé.

5. Soutien interdisciplinaire :
Les cas atypiques bénéficient souvent d'une prise en charge interdisciplinaire, où divers spécialistes travaillent ensemble pour offrir les meilleurs soins possibles. Par exemple, un patient avec une malformation congénitale complexe pourrait nécessiter l'expertise d'un orthodontiste, d'un chirurgien plastique et d'un chirurgien maxillo-facial.

6. Revue post-opératoire :
Les cas atypiques peuvent avoir des cours post-opératoires imprévisibles. Une surveillance étroite, des contrôles réguliers et, parfois, des interventions supplémentaires peuvent être nécessaires pour assurer une récupération optimale.

7. Formation continue et partage des connaissances :
Chaque cas atypique offre une occasion d'apprendre. Il est essentiel pour les chirurgiens maxillo-faciaux de se tenir informés des dernières recherches, techniques et technologies. De plus, partager les expériences avec la communauté médicale peut aider d'autres professionnels confrontés à des situations similaires.

Bien que les cas atypiques en chirurgie maxillo-faciale puissent présenter des défis supplémentaires, ils offrent également une opportunité unique de croissance professionnelle, d'innovation et d'amélioration des soins pour les patients. Une approche holistique, interdisciplinaire et axée sur le patient est la clé de la réussite dans la gestion de ces situations uniques.

Chapitre 26 :
LA VIE APRÈS LA CHIRURGIE : SUIVI À LONG TERME

Établir des protocoles de suivi régulier

Le suivi post-opératoire est un élément crucial de la prise en charge en chirurgie maxillo-faciale. Il assure non seulement une guérison correcte mais identifie également les complications précocement, optimise les résultats esthétiques et fonctionnels et renforce la relation de confiance entre le patient et l'équipe médicale. La mise en place de protocoles de suivi structurés et systématiques est donc essentielle.

1. Objectifs du suivi :
Les principaux objectifs du suivi régulier sont d'évaluer la guérison, de détecter d'éventuelles complications, d'assurer la satisfaction du patient et de procéder à des ajustements ou des interventions complémentaires si nécessaire.

2. Première consultation post-opératoire :
Cette consultation se déroule généralement quelques jours après l'intervention. Elle permet d'évaluer la cicatrisation initiale, de s'assurer que le patient respecte les instructions post-opératoires, et de répondre à ses questions ou préoccupations.

3. Fréquence des visites :
La fréquence des consultations dépend de la nature de l'intervention. Certaines chirurgies nécessitent des visites hebdomadaires initialement, puis mensuelles, tandis que d'autres peuvent n'exiger qu'un ou deux contrôles.

4. Évaluations spécifiques :

Selon le type d'intervention, des évaluations spécifiques peuvent être nécessaires, telles que des radiographies, des scanners, des tests de fonctionnement musculaire ou des évaluations esthétiques.

5. Durée du suivi :

La période de suivi varie selon l'intervention. Certaines procédures, comme les extractions dentaires, peuvent nécessiter un suivi de quelques semaines à quelques mois, tandis que des interventions plus complexes, comme la reconstruction du visage, peuvent nécessiter un suivi de plusieurs années.

6. Communication avec d'autres professionnels de santé :

Le chirurgien maxillo-facial travaille souvent en collaboration avec d'autres spécialistes. Assurer une communication régulière et complète avec ces professionnels est essentiel pour une prise en charge holistique du patient.

7. Gestion des dossiers :

Il est essentiel de tenir à jour des dossiers médicaux précis et détaillés pour chaque patient, comprenant des notes sur chaque consultation, des photographies, des résultats d'examens et toute autre information pertinente.

8. Éducation continue du patient :

Le suivi est également l'occasion d'éduquer continuellement le patient sur les soins à domicile, la prévention des complications et la promotion de la santé générale.

9. Révision des protocoles :

Les protocoles de suivi doivent être révisés régulièrement pour s'assurer qu'ils reflètent les meilleures pratiques actuelles et répondent aux besoins changeants des patients.

La mise en place de protocoles de suivi régulier en chirurgie maxillo-faciale est primordiale pour optimiser les résultats pour les patients et minimiser les complications. Une approche systématique, individualisée et axée sur le patient garantira une prise en charge de qualité et des résultats satisfaisants.

Gestion des problèmes à long terme ou des complications tardives

La chirurgie maxillo-faciale, malgré sa complexité et son niveau d'intervention précis, n'est pas exempte de complications à long terme ou de problèmes tardifs. Qu'il s'agisse d'une séquelle inattendue ou d'un effet secondaire d'une intervention, le suivi sur la durée est crucial pour s'assurer du bien-être du patient et de la réussite de la procédure.

1. Nature des complications à long terme :
Les complications peuvent varier selon la nature de l'intervention initiale. Elles peuvent inclure des déformations, des dysfonctionnements articulaires, des douleurs chroniques, des cicatrices hypertrophiques ou encore des problèmes d'occlusion.

2. Suivi régulier :
Même après la période post-opératoire immédiate, il est vital d'avoir des consultations de suivi pour surveiller la progression de la guérison et s'assurer qu'aucun problème latent ne se manifeste.

3. Réhabilitation continue :
Certains patients peuvent nécessiter une réhabilitation à long terme, notamment pour retrouver une fonction musculaire normale, ou pour gérer des douleurs persistantes. La collaboration avec des physiothérapeutes,

des orthophonistes et d'autres spécialistes peut être nécessaire.

4. Reprises chirurgicales :
Dans certains cas, malheureusement, une intervention secondaire peut être nécessaire pour corriger des problèmes qui ne se sont manifestés qu'à long terme.

5. Conseils et éducation du patient :
Il est essentiel d'informer le patient des signes de complications potentielles afin qu'il puisse les reconnaître et consulter rapidement. Cela peut inclure des douleurs, des changements dans la sensation ou la mobilité, ou des modifications visuelles.

6. Gestion psychologique :
Les effets à long terme d'une chirurgie maxillo-faciale ne sont pas uniquement physiques. La composante psychologique peut être tout aussi importante. Certains patients peuvent avoir des difficultés à s'adapter à leur nouvelle apparence ou à gérer le trauma d'une intervention majeure. Un soutien psychologique peut être crucial dans ces cas-là.

7. Prévention :
La meilleure façon de gérer les complications à long terme est de les prévenir. Une planification chirurgicale minutieuse, une technique impeccable et un suivi post-opératoire rigoureux peuvent réduire considérablement le risque de problèmes tardifs.

8. Recherche et feedback :
Enfin, pour améliorer continuellement les procédures et techniques, il est essentiel de collecter des données sur les complications à long terme. Ce feedback peut aider à affiner les techniques chirurgicales, à améliorer la formation des chirurgiens et à orienter la recherche future dans le domaine.

La gestion des problèmes à long terme ou des complications tardives en chirurgie maxillo-faciale nécessite une approche globale qui englobe le suivi médical, la réhabilitation, le soutien psychologique, et l'éducation du patient. Une approche proactive et centrée sur le patient permettra de garantir les meilleurs résultats possibles et d'assurer le bien-être des patients sur le long terme.

Soutien psychologique et réintégration sociale du patient

La chirurgie maxillo-faciale, en tant que discipline, ne se limite pas à la restauration physique et fonctionnelle du visage et de la bouche. Elle a également des ramifications profondes dans la psyché du patient, car le visage est le reflet de l'identité et de l'estime de soi. Après une intervention, un patient peut être confronté à une myriade de défis psychologiques et sociaux, d'où l'importance d'une prise en charge globale pour favoriser sa réintégration.

1. L'impact psychologique de la chirurgie :
Un changement physique, même s'il est désiré ou nécessaire, peut entraîner une période d'adaptation pour le patient. Les questions liées à l'identité, à l'estime de soi et à la perception de soi peuvent être bouleversées, conduisant à des sentiments de tristesse, de confusion ou même de deuil.

2. Soutien thérapeutique :
La thérapie avec un psychologue ou un psychiatre peut être essentielle pour aider le patient à naviguer dans cette période difficile. Cette aide peut permettre de traiter des problèmes tels que la dépression, l'anxiété ou le stress post-traumatique.

3. Groupes de soutien :

Les groupes de soutien offrent un espace où les patients peuvent partager leurs expériences, apprendre les uns des autres et se soutenir mutuellement. Ces interactions peuvent souvent aider à normaliser leurs sentiments et à les rassurer sur le fait qu'ils ne sont pas seuls dans leur combat.

4. Préparation à la réintégration sociale :

Les réactions des autres à l'apparence post-opératoire du patient peuvent varier. Certains patients peuvent craindre le jugement, la stigmatisation ou l'isolement. Des séances d'information, de coaching ou de simulation sociale peuvent aider à préparer le patient à ces interactions.

5. Programmes de réhabilitation :

Des programmes sur mesure pour aider le patient à retrouver ses compétences professionnelles, à réintégrer le marché du travail ou à reprendre ses activités habituelles peuvent être bénéfiques.

6. L'entourage du patient :

Il est essentiel d'impliquer la famille et les proches du patient dans le processus de rétablissement. Les soutenir et les éduquer sur ce à quoi s'attendre et comment aider le patient peut faire toute la différence.

7. Acceptation et estime de soi :

Il est crucial de travailler avec le patient pour l'aider à accepter et à aimer son nouvel aspect, à reconnaître sa valeur intrinsèque et à renforcer sa confiance en lui.

8. Suivi à long terme :

La réintégration sociale et le soutien psychologique ne s'arrêtent pas une fois que le patient quitte l'hôpital. Un suivi régulier, des check-ups psychologiques et des points de contrôle peuvent aider à identifier et à traiter tout problème émergent.

La chirurgie maxillo-faciale ne s'arrête pas à la salle d'opération. Pour assurer une véritable guérison et une réintégration réussie, il est essentiel de prendre en compte le bien-être psychologique et social du patient. En adoptant une approche holistique, centrée sur le patient, les professionnels de santé peuvent vraiment transformer la vie de ceux qu'ils soignent.

Chapitre 27 :
SÉCURITÉ DU PATIENT
ET GESTION DES RISQUES

Protocoles de sécurité
en salle d'opération

La salle d'opération est le théâtre d'interventions médicales complexes et précises, en particulier dans le domaine de la chirurgie maxillo-faciale. Dans cet environnement, la sécurité du patient demeure la préoccupation primordiale, rendant essentiels des protocoles stricts et bien définis.

Dès l'entrée en salle, chaque étape est orchestrée afin d'éliminer toute possibilité d'erreur. Le processus de vérification des identités des patients est minutieux, garantissant que la bonne procédure est effectuée sur le bon patient. Une fois confirmée, la zone d'intervention est préparée et désinfectée avec le plus grand soin, tout en assurant le confort du patient.

L'équipement utilisé est scrupuleusement vérifié. Des instruments stérilisés aux machines d'assistance vitale, chaque outil a son propre protocole de sécurité. Le bon fonctionnement des appareils d'anesthésie, par exemple, est essentiel pour garantir une intervention sans encombre. La communication est le pivot autour duquel s'articule la sécurité en salle d'opération. L'équipe chirurgicale s'engage dans un dialogue constant, partageant des informations cruciales en temps réel. Avant même la première incision, le chirurgien confirme la procédure à suivre, s'assurant que chaque membre de l'équipe est aligné sur les attentes et les responsabilités.

En cours d'intervention, la surveillance du patient est incessante. Les signes vitaux sont monitorés en continu, et toute anomalie, même mineure, est immédiatement signalée et traitée. Cela permet d'anticiper et de gérer efficacement tout imprévu.

La salle d'opération est également un lieu où l'hygiène est primordiale. Les protocoles d'asepsie sont rigoureusement appliqués pour éviter toute contamination ou infection. Les membres de l'équipe sont habillés de tenues stériles et respectent des règles strictes de lavage des mains et de port de gants.

Enfin, après l'intervention, le patient est transféré avec précaution vers une salle de réveil où il est surveillé étroitement, garantissant une sortie de l'anesthésie en toute sécurité. Le chirurgien revoit ensuite les détails de la procédure avec le patient et sa famille, s'assurant que tout est bien compris et que le plan de soins post-opératoires est clairement établi.

Ce souci constant de la sécurité, ancré dans chaque étape de l'intervention, est le reflet de l'engagement sans faille de la chirurgie maxillo-faciale envers le bien-être de ses patients.

Gestion des incidents et des événements indésirables

La chirurgie maxillo-faciale, comme toutes les spécialités médicales, n'est pas à l'abri d'incidents ou d'événements indésirables. Ces situations, bien que rares, nécessitent une gestion proactive, méthodique et transparente pour assurer la sécurité du patient et maintenir la confiance du public dans le système de soins.

Lorsqu'un incident se produit, la priorité immédiate est d'assurer la stabilité et le bien-être du patient. L'équipe médicale met en œuvre toutes les ressources et compétences nécessaires pour stabiliser la situation, corriger l'anomalie et prévenir tout dommage supplémentaire.

Suite à l'incident, une enquête interne est systématiquement lancée pour en déterminer les causes. Cette démarche s'inscrit dans une volonté d'amélioration continue de la qualité des soins. Les professionnels impliqués sont encouragés à partager leurs observations et analyses sans crainte de représailles, car c'est en identifiant les erreurs que l'on peut les éviter à l'avenir.

Un élément clé dans la gestion des incidents est la communication transparente avec le patient et sa famille. Ils doivent être informés de la nature de l'incident, des mesures prises pour y remédier et des éventuelles conséquences sur leur santé. Cette démarche honnête et ouverte renforce la relation de confiance entre le patient et l'équipe soignante.

En parallèle, des protocoles de signalement sont en place pour alerter les instances régulatrices et professionnelles concernées. Ces rapports sont essentiels pour suivre les tendances, identifier les risques récurrents et élaborer des stratégies de prévention à l'échelle nationale.

Une fois l'analyse terminée, les enseignements tirés de l'incident sont intégrés dans la formation continue des équipes. Des ateliers, simulations et formations sont organisés pour s'assurer que chaque professionnel est bien armé pour anticiper et gérer ce type de situation.

Enfin, la mise en œuvre de mesures correctives s'appuie souvent sur une approche multidisciplinaire. Que ce soit l'ajustement de protocoles, la mise à jour des équipements ou la révision des méthodes de travail, chaque modification vise à renforcer la sécurité et la qualité des interventions.

La gestion des incidents en chirurgie maxillo-faciale est donc un processus structuré, centré sur le patient et résolument tourné vers l'avenir. Elle reflète l'engagement de la spécialité à offrir des soins de la plus haute qualité, même dans les circonstances les plus imprévues.

Promouvoir une culture de sécurité au sein de l'équipe

Dans le monde dynamique et souvent imprévisible de la chirurgie maxillo-faciale, la sécurité du patient est primordiale. Plus qu'une simple série de protocoles et de directives, la sécurité est un état d'esprit, une culture. Promouvoir cette culture au sein d'une équipe médicale requiert une approche multifactorielle, centrée sur la collaboration, la formation et la responsabilisation.

D'abord, il est essentiel de reconnaître que chaque membre de l'équipe, qu'il soit chirurgien, infirmier, anesthésiste ou technicien, apporte une expertise et une perspective unique. Favoriser un environnement où chaque voix est entendue et valorisée encourage la remontée d'informations, notamment sur d'éventuelles préoccupations ou anomalies. Il s'agit de créer un climat de confiance où la peur de représailles ou de jugement n'entrave pas la communication.

La formation continue est également un pilier de cette culture. Les avancées médicales, les nouvelles technologies et les retours d'expérience des incidents précédents doivent être intégrés régulièrement dans les programmes de formation. Des simulations, des ateliers pratiques et des revues de cas réels permettent de préparer l'équipe aux défis du quotidien, tout en renforçant les réflexes de sécurité.

La responsabilisation est un autre élément clé. Chaque membre de l'équipe doit comprendre son rôle dans la chaîne de sécurité et être conscient de l'impact de ses actions sur le patient et sur ses collègues. Des systèmes d'évaluation et de feedback, qu'ils soient formels ou informels, peuvent aider à renforcer cette responsabilité individuelle et collective.

De plus, la mise en place de checklists, largement inspirées de l'aviation, s'est avérée efficace pour garantir que toutes les étapes critiques d'une procédure sont suivies. Ces listes, en plus d'être des outils pratiques, sont aussi des rappels constants de l'importance de la rigueur et de la systématisation dans le souci de la sécurité.

Il est aussi essentiel de célébrer les succès et les améliorations. Reconnaître et valoriser les bonnes pratiques, les initiatives individuelles ou collectives qui renforcent la sécurité, contribue à ancrer cette culture au sein de l'équipe.

Enfin, une culture de sécurité est indissociable d'une culture d'amélioration continue. Cela implique une remise en question régulière, une adaptabilité face aux nouvelles données et un désir constant de faire mieux, pour le bien-être du patient et de l'ensemble de l'équipe.

Promouvoir une culture de sécurité en chirurgie maxillo-faciale est un travail de chaque instant, qui repose sur la collaboration, la formation, la responsabilisation et une communication ouverte. C'est en plaçant la sécurité au cœur de toutes les préoccupations que l'équipe peut offrir des soins de qualité optimale.

Inspirer et préparer la prochaine génération d'infirmiers et d'infirmières

L'avenir des soins de santé repose sur les épaules de la prochaine génération de professionnels médicaux, et les infirmiers et infirmières en chirurgie maxillo-faciale ont un rôle essentiel à jouer dans ce paysage. Inspirer et préparer cette nouvelle vague de passionnés est une mission cruciale, combinant mentorat, éducation, expérience pratique et développement personnel.

Pour commencer, il est primordial de montrer à ces futurs professionnels l'impact réel et tangible qu'ils peuvent avoir sur la vie des patients. Les histoires vécues, les témoignages des patients et les retours d'expérience des infirmiers chevronnés peuvent servir d'exemples concrets, montrant non seulement les défis du métier mais aussi les récompenses émotionnelles qu'il offre.

Le mentorat est une pierre angulaire de la formation. Avoir un guide, un confident, quelqu'un qui partage ses connaissances et son expérience est inestimable pour un jeune infirmier. Les mentors peuvent aider à orienter la carrière, à développer des compétences cliniques et à naviguer dans les complexités émotionnelles et éthiques de la profession.

L'éducation formelle reste, bien entendu, au cœur de la préparation. Les programmes de formation doivent être continuellement mis à jour pour refléter les avancées médicales, les nouvelles technologies et les meilleures pratiques actuelles. En outre, une formation pratique, par le biais de stages et de simulations, permet aux étudiants de se familiariser avec l'environnement réel d'une salle d'opération ou d'une unité de soins.

Le développement personnel est également essentiel. Les infirmiers en chirurgie maxillo-faciale sont souvent confrontés à des situations stressantes, émotionnellement chargées, et doivent faire preuve de résilience, d'empathie et de communication. Des ateliers et des formations axés sur le bien-être, la gestion du stress et la communication efficace sont autant d'outils qui prépareront ces infirmiers à affronter les défis émotionnels de leur profession.

Pour inspirer, il faut aussi montrer la diversité des opportunités. La chirurgie maxillo-faciale, bien que spécialisée, offre une multitude de chemins professionnels, qu'il s'agisse de recherche, d'éducation, de gestion ou de pratique clinique spécialisée.

Enfin, il est important de cultiver un sentiment d'appartenance à une communauté. Encourager la participation à des associations professionnelles, à des conférences et à des événements de réseautage donne aux jeunes infirmiers une vision plus large de leur rôle et les connecte à une communauté soudée et solidaire.

Préparer la prochaine génération d'infirmiers et d'infirmières en chirurgie maxillo-faciale, c'est investir dans l'avenir des soins de santé, garantir une prise en charge de qualité pour les patients et continuer à faire avancer cette spécialité passionnante. C'est une responsabilité partagée, nécessitant dévouement, passion et vision d'avenir.

Chapitre 28 :
GESTION DES CAS SPÉCIFIQUES

La chirurgie maxillo-faciale chez les personnes âgées

Avec l'augmentation de l'espérance de vie et une meilleure compréhension des besoins de santé spécifiques des personnes âgées, la chirurgie maxillo-faciale chez cette population est devenue un sujet de plus en plus pertinent. L'approche chirurgicale chez les patients âgés présente des défis et des opportunités uniques, nécessitant une attention particulière aux détails cliniques, physiologiques et psychosociaux.

Les personnes âgées sont souvent confrontées à des problématiques médicales complexes. Leurs corps ont subi des décennies d'usure, d'exposition à diverses maladies et de changements physiologiques qui peuvent influencer la manière dont elles réagissent à une intervention chirurgicale. Les comorbidités, comme les maladies cardiaques, le diabète ou l'hypertension, sont courantes et peuvent compliquer la prise en charge pré, per et post-opératoire.

Le processus de vieillissement affecte aussi directement la région maxillo-faciale. Les os peuvent devenir plus fragiles ou se résorber, les tissus perdent de leur élasticité et la peau s'amincit. Ces changements peuvent influencer le type d'intervention recommandée ainsi que les attentes en matière de résultats.

Le côté psychosocial ne doit pas être négligé. Les patients âgés peuvent avoir des préoccupations concernant leur apparence, leur identité et leur qualité de vie post-opératoire. Il est essentiel de reconnaître et de respecter ces inquiétudes, tout en fournissant une éducation adéquate et un soutien émotionnel.

La communication avec les patients âgés nécessite souvent une approche adaptée. Il peut y avoir des barrières liées à des déficits auditifs ou cognitifs, ou simplement une anxiété accrue face à l'intervention. L'établissement d'une relation de confiance est primordial, ainsi que la garantie que le patient et sa famille sont pleinement informés et à l'aise avec le plan de traitement proposé.

La période de récupération peut également être prolongée ou plus complexe chez les personnes âgées. Il est crucial d'anticiper et de gérer les complications potentielles, d'assurer un suivi régulier et de fournir une réadaptation adaptée à leurs besoins spécifiques.

Collaborer étroitement avec d'autres spécialistes, tels que les gériatres, les cardiologues ou les anesthésistes, est souvent indispensable pour garantir une prise en charge complète et sécurisée. Ces équipes multidisciplinaires permettent d'aborder les défis spécifiques des patients âgés sous tous leurs angles.

La chirurgie maxillo-faciale chez les personnes âgées est une spécialité riche et complexe. Elle exige une expertise médicale, une compréhension profonde des changements liés à l'âge et une approche humaine et empathique. Les récompenses, cependant, sont immenses, car elle offre à cette population la possibilité d'améliorer leur qualité de vie, leur estime de soi et leur santé générale.

Prise en charge des patients avec des besoins spécifiques (handicap, comorbidités)

La chirurgie maxillo-faciale, tout comme d'autres spécialités médicales, nécessite une approche individualisée, surtout lorsqu'il s'agit de traiter des patients avec des besoins spécifiques. Ces patients peuvent présenter des handicaps physiques, mentaux, des comorbidités ou d'autres particularités qui rendent leur prise en charge à la fois délicate et essentielle.

Un patient porteur d'un handicap, qu'il soit visible comme un handicap moteur, ou invisible comme un trouble du spectre autistique, nécessite une considération particulière. Il est essentiel de veiller à la facilité d'accès aux installations, d'ajuster les équipements si nécessaire, mais aussi d'adapter la communication pour garantir la compréhension et le confort du patient. Des mesures simples, comme la présence d'un interprète en langue des signes ou l'utilisation d'outils visuels, peuvent faire toute la différence.

Les comorbidités ajoutent une autre couche de complexité. Un patient souffrant de diabète, par exemple, pourrait avoir des difficultés de cicatrisation, tandis qu'un patient avec une maladie cardiovasculaire pourrait présenter des risques accrus liés à l'anesthésie. La collaboration avec d'autres spécialistes, tels que des endocrinologues, cardiologues ou néphrologues, est souvent nécessaire pour élaborer un plan de traitement sûr et efficace.

La formation continue du personnel médical et paramédical est essentielle pour s'assurer qu'ils sont bien équipés pour répondre aux besoins de ces patients. Cela comprend non seulement une formation médicale, mais aussi des formations en communication, en psychologie et en sociologie pour mieux comprendre et répondre aux besoins des patients.

La clé est l'écoute active et la compassion. Il est essentiel de reconnaître et de valider les préoccupations et les besoins de chaque patient, et de s'efforcer de fournir des soins centrés sur le patient qui tiennent compte de la globalité de son être.

La technologie joue également un rôle majeur. L'utilisation d'équipements adaptés, d'applications spécialisées pour faciliter la communication ou de techniques chirurgicales innovantes peut grandement améliorer la qualité des soins fournis.

La prise en charge de patients avec des besoins spécifiques en chirurgie maxillo-faciale n'est pas seulement une question de compétence médicale. Il s'agit d'une approche holistique qui nécessite empathie, interdisciplinarité, et une volonté constante d'adapter et d'améliorer les soins pour répondre aux besoins de chaque individu.

Cas de patients avec des antécédents de chirurgie ou de traitement

Les antécédents chirurgicaux ou de traitement d'un patient sont souvent des éléments cruciaux lors de la planification et de la réalisation d'interventions en chirurgie maxillo-faciale. La connaissance précise de ces antécédents permet non seulement d'anticiper les défis potentiels, mais aussi de prévenir d'éventuelles complications.

Lorsqu'un patient a subi des chirurgies antérieures dans la région maxillo-faciale, cela peut signifier que des structures anatomiques ont été modifiées, voire altérées. Par exemple, des cicatrices tissulaires peuvent limiter l'élasticité de la peau ou obstruer l'accès à certaines zones. De même, des greffes osseuses ou des implants préexistants peuvent influencer la manière dont une nouvelle intervention est planifiée et exécutée.

De plus, les patients ayant reçu des traitements comme la radiothérapie peuvent présenter des tissus altérés qui cicatrisent différemment et sont plus susceptibles aux infections. La radiothérapie, en particulier dans la région de la tête et du cou, peut entraîner une diminution de la vascularisation tissulaire, rendant ainsi les zones irradiées plus vulnérables.

Il est également essentiel de prendre en compte les médicaments que le patient a pu prendre ou prend encore, car ils peuvent influencer la réponse à l'anesthésie, la coagulation sanguine, ou encore la capacité de cicatrisation. Par exemple, les patients sous anticoagulants peuvent nécessiter une gestion spécifique pour minimiser le risque d'hémorragies.

Le dialogue avec le patient est primordial pour obtenir un historique médical complet. Les dossiers médicaux antérieurs, les images radiographiques, les comptes rendus opératoires ou tout autre document pertinent doivent être examinés minutieusement.

La collaboration interdisciplinaire avec d'autres spécialistes qui ont traité le patient par le passé est également bénéfique. Ils peuvent fournir des informations précieuses sur la nature et les résultats des interventions ou traitements antérieurs, ainsi que des recommandations pour les prochaines étapes.

La prise en charge d'un patient avec des antécédents chirurgicaux ou de traitement en chirurgie maxillo-faciale nécessite une approche méticuleuse, informée et collaborative. Chaque patient est unique, et l'histoire de sa santé et de ses traitements précédents est un chapitre essentiel pour garantir une prise en charge optimale et sécurisée lors des interventions futures.

Chapitre 29 :
LA CHIRURGIE MAXILLO-FACIALE DANS UN CONTEXTE MONDIAL

Différences et similitudes des soins à travers le monde

La chirurgie maxillo-faciale, bien qu'ancrée dans des principes médicaux universels, est influencée par divers facteurs à travers le monde, notamment culturels, socio-économiques, et éducatifs. Cela dit, tout en reconnaissant ces variations, il est essentiel de noter qu'il existe aussi des similitudes frappantes dans l'approche de cette spécialité.

Similitudes:
- **Principes fondamentaux** : Les principes anatomiques et physiologiques qui guident la chirurgie maxillo-faciale sont universels. Les structures osseuses, musculaires, vasculaires et nerveuses sont cohérentes d'un individu à l'autre, quel que soit le lieu.
- **Objectifs du traitement** : Indépendamment du contexte, le but principal de la chirurgie maxillo-faciale est de restaurer la forme et la fonction, tout en assurant le bien-être du patient.
- **Éducation et formation** : Bien que les parcours de formation puissent varier, l'accent est généralement mis sur une solide formation académique et clinique. De nombreuses institutions s'efforcent de respecter des normes internationales.

Différences:
- **Accès aux soins** : Dans les pays développés, l'accès aux soins chirurgicaux maxillo-faciaux est souvent plus facilement disponible grâce à des infrastructures de santé robustes. En revanche, dans

certaines régions en développement, l'accès peut être limité en raison de contraintes financières, géographiques ou d'une pénurie de spécialistes.

- **Technologies et équipements** : Les technologies avancées, comme la chirurgie assistée par robot ou l'imagerie 3D, sont largement accessibles dans les pays riches. Par contre, ces innovations peuvent être hors de portée ou limitées dans les régions moins privilégiées.
- **Pratiques culturelles et sociales** : Les normes esthétiques, les croyances religieuses et les traditions culturelles peuvent influencer la demande de procédures spécifiques et la manière dont elles sont perçues. Par exemple, dans certaines cultures, une cicatrice peut être considérée comme un signe de bravoure, tandis que dans d'autres, elle peut être vue comme stigmatisante.
- **Réglementations et normes** : Les normes cliniques, les protocoles de traitement et les exigences réglementaires peuvent varier considérablement d'un pays à l'autre.

Bien que la chirurgie maxillo-faciale repose sur des principes universels, l'application et la pratique de cette spécialité reflètent souvent le mélange complexe d'influences culturelles, économiques et éducatives propres à chaque région du monde. Toutefois, avec la mondialisation et le partage accru des connaissances, on observe une convergence croissante des normes et des pratiques, favorisant une meilleure qualité de soins pour tous.

Contribuer aux missions médicales internationales

Les missions médicales internationales représentent une opportunité pour les professionnels de la santé de transcender les frontières, d'offrir des soins à ceux qui en ont le plus besoin et d'apprendre de diverses cultures et environnements. Ces missions peuvent prendre plusieurs formes, allant de la réponse aux catastrophes naturelles à la chirurgie reconstructive en passant par des programmes de vaccination. Voici comment un individu peut contribuer à ces missions essentielles :

- **Évaluation de ses compétences** : Avant de se lancer, il est crucial d'évaluer ses compétences et son expérience. Certains peuvent offrir une expertise chirurgicale, tandis que d'autres peuvent avoir des compétences en matière d'éducation sanitaire ou de logistique.
- **Recherche et sélection d'organisations crédibles** : Il existe de nombreuses organisations non gouvernementales (ONG) et associations qui organisent des missions médicales. Il est essentiel de choisir une organisation réputée qui a fait ses preuves en matière de soins de qualité et d'éthique.
- **Formation et préparation** : Il est souvent nécessaire de suivre une formation spécifique avant de partir. Cela peut comprendre des cours sur la santé tropicale, la réponse aux urgences, la culture locale ou la langue.
- **Flexibilité et adaptabilité** : Travailler dans des conditions différentes de celles de sa pratique habituelle nécessite une grande adaptabilité. Les ressources peuvent être limitées, et les protocoles peuvent varier.
- **Collaboration interculturelle** : Le respect et la compréhension des coutumes, des croyances et des traditions locales sont essentiels pour établir une relation de confiance avec la communauté locale et les autres membres de l'équipe.
- **Engagement à long terme** : Bien que certaines missions soient de courte durée, il peut être

bénéfique de s'engager sur une période plus longue pour assurer la continuité des soins et la formation des professionnels locaux.

- **Partage et éducation** : À leur retour, les participants peuvent partager leurs expériences avec leurs collègues, offrant ainsi une perspective unique et sensibilisant davantage à l'importance des soins globaux.
- **Soutien financier ou en nature** : Si on ne peut pas participer physiquement à une mission, il est toujours possible de soutenir ces initiatives en faisant des dons financiers, en fournissant du matériel médical ou en participant à des événements de collecte de fonds.
- **Préparation émotionnelle** : Les missions médicales peuvent être à la fois gratifiantes et émotionnellement exigeantes. Il est crucial de se préparer mentalement et d'avoir des mécanismes de soutien en place.
- **Respect des normes éthiques** : Il est impératif de maintenir les normes éthiques les plus élevées, en veillant toujours à agir dans le meilleur intérêt des patients.

Contribuer aux missions médicales internationales est une expérience enrichissante qui offre non seulement la possibilité d'aider autrui, mais aussi d'apprendre, de grandir et de voir le monde sous un jour différent. Avec passion et engagement, chaque individu peut faire une différence significative.

Comprendre les disparités de soins et y remédier

Les disparités de soins sont des différences inégales et injustes en matière de santé et de prestations de santé entre différents groupes de population. Ces disparités peuvent être fondées sur une multitude de facteurs, notamment la race, l'ethnie, le sexe, l'âge, le niveau socio-économique, l'orientation sexuelle, la géographie, et d'autres caractéristiques socio-démographiques. Comprendre et remédier à ces disparités est crucial pour assurer l'égalité des soins pour tous.

1. Reconnaître l'existence des disparités :
Il est essentiel d'admettre que les disparités existent. Les études et les recherches montrent clairement que certains groupes reçoivent des soins de santé inférieurs en raison de préjugés, de stéréotypes et de barrières systémiques.

2. Éducation et formation :
La sensibilisation et la formation du personnel médical et des prestataires de soins de santé sur les disparités existantes et leurs causes peuvent aider à réduire les préjugés inconscients. Une formation culturelle peut aider les professionnels de la santé à comprendre les besoins spécifiques des patients provenant de différents milieux.

3. Accès aux soins :
Les disparités sont souvent liées à l'accessibilité. Il est essentiel de s'assurer que tous ont accès à des soins de qualité, qu'il s'agisse de la disponibilité de services dans les régions rurales, de la réduction des coûts pour les individus à faible revenu ou de la mise en place de services linguistiques pour les non-anglophones.

4. Engagement communautaire :
Écouter et travailler directement avec les communautés affectées pour comprendre leurs besoins et co-créer des solutions. Cela peut également contribuer à établir la confiance entre les prestataires de soins et les communautés.

5. Collecte et analyse de données :
Il est crucial de recueillir des données sur la race, l'ethnie, la langue et d'autres indicateurs socio-démographiques. Ces données peuvent être utilisées pour identifier où se situent les disparités et suivre les progrès accomplis pour les combler.

6. Recherche orientée :
Promouvoir la recherche axée sur la santé des populations minoritaires et les disparités de santé. Cela peut aider à élaborer des interventions spécifiques et à éclairer les politiques publiques.

7. Collaboration intersectorielle :
Travailler avec d'autres secteurs, tels que l'éducation, le logement, l'emploi, et le transport, pour s'attaquer aux déterminants sociaux de la santé qui contribuent aux disparités.

8. Plaidoyer :
Les professionnels de la santé et les institutions peuvent jouer un rôle de premier plan dans le plaidoyer en faveur de politiques équitables, que ce soit à l'échelle locale, nationale ou internationale.

9. Ressources et financements :
Allouer des ressources et des financements spécifiquement destinés à traiter les disparités de santé. Cela peut inclure des subventions pour la recherche, des programmes communautaires ou des initiatives éducatives.

10. Évaluation continue :
Il est essentiel de surveiller et d'évaluer régulièrement les progrès réalisés pour s'assurer que les disparités sont réellement réduites.

Remédier aux disparités de soins nécessite un effort concerté et multidimensionnel de la part de toutes les parties prenantes du secteur de la santé. Chaque étape prise pour réduire ces inégalités rapproche la société de la réalisation d'un système de santé véritablement équitable pour tous.

Chapitre 30 :
QUESTIONS ÉTHIQUES
ET SOCIÉTALES AVANCÉES

Gérer les cas où les attentes du patient diffèrent de l'avis médical

Lorsque les attentes d'un patient divergent de l'avis ou des recommandations médicales, cela peut conduire à des situations complexes et délicates. Il est essentiel d'aborder ces divergences avec sensibilité, respect et professionnalisme. Voici une approche pour naviguer dans ces situations:

1. Écoute active :
Commencez toujours par écouter le patient, sans l'interrompre. Comprendre d'où vient le patient, ses craintes, ses préoccupations et ses attentes est fondamental pour instaurer un dialogue.

2. Posez des questions ouvertes :
Favorisez la discussion en posant des questions qui encouragent le patient à exprimer ses sentiments, ses inquiétudes et ses souhaits, comme "Pouvez-vous m'en dire plus sur vos préoccupations ?"

3. Validez les sentiments du patient :
Même si vous n'êtes pas d'accord, il est crucial de valider les sentiments du patient. Vous pourriez dire : "Je comprends pourquoi vous pourriez ressentir cela..."

4. Clarifiez vos recommandations :
Reformulez clairement et simplement votre point de vue professionnel et expliquez les raisons sous-jacentes de votre recommandation. Utilisez des preuves et des données pour appuyer votre avis.

5. Abordez les préoccupations et les mythes :
Il se peut que le patient ait des informations erronées ou

des idées préconçues. Abordez ces points avec tact, en fournissant des informations claires et factuelles.

6. Expliquez les risques et les bénéfices :
Assurez-vous que le patient comprenne les avantages et les inconvénients, les risques et les bénéfices de chaque option.

7. Offrez des alternatives, si possible :
Si médicalement approprié, discutez des alternatives ou des compromis qui pourraient satisfaire à la fois le patient et les normes médicales.

8. Encouragez une deuxième opinion :
Si le patient reste hésitant ou incertain, suggérez-lui d'obtenir une deuxième opinion. Cela peut renforcer la confiance du patient dans le processus décisionnel.

9. Assurez-vous que le patient donne un consentement éclairé :
Si le patient décide de suivre un chemin différent de votre recommandation, assurez-vous qu'il comprend les implications de sa décision et documentez-le.

10. Documentez la conversation :
Prenez des notes détaillées sur ce qui a été discuté, y compris les préoccupations du patient et les recommandations données.

11. Suivi :
Proposez un suivi avec le patient après une certaine période pour voir comment il se porte et discuter de toute préoccupation supplémentaire.

12. Réfléchissez à votre propre communication :
Il est toujours bon de réfléchir à la manière dont vous communiquez avec les patients. Cherchez des moyens de vous améliorer continuellement pour rendre la communication aussi claire et empathique que possible.

Gérer ces divergences nécessite une combinaison d'empathie, d'écoute, d'éducation et de collaboration. L'objectif est de garantir que le patient reçoit des soins appropriés tout en respectant son autonomie et ses choix personnels.

Décisions médicales dans des contextes culturels ou religieux spécifiques

Naviguer dans le paysage médical nécessite une profonde sensibilité et une compréhension des contextes culturels et religieux des patients. Ces croyances et pratiques peuvent influencer la manière dont les patients perçoivent la maladie, le traitement, la mort et le rôle des professionnels de la santé. Voici une exploration fluide des défis et des approches recommandées dans ces situations :

Le monde est une mosaïque complexe de cultures, de traditions et de croyances. Chaque culture, chaque religion apporte une riche tapestry de rituels, de pratiques et de valeurs qui, souvent, peuvent jouer un rôle prédominant dans la façon dont les individus abordent leurs soins de santé.

Imaginez un patient musulman qui, pendant le mois sacré du Ramadan, choisit de jeûner du lever au coucher du soleil. Cette décision pourrait avoir des implications pour l'administration des médicaments, la gestion de la glycémie ou même la programmation des interventions chirurgicales. Ou considérez les témoins de Jéhovah, dont les croyances interdisent les transfusions sanguines, posant des défis uniques en chirurgie ou en oncologie.

Pour le professionnel de santé, la première étape consiste à reconnaître et à valider ces différences. L'empathie est la clé. Il ne s'agit pas seulement de comprendre ce que le patient ressent, mais aussi pourquoi il ressent cela. Prendre le temps de poser des questions, d'écouter attentivement et de créer un espace où le patient se sent respecté et entendu, est crucial.

Mais l'écoute n'est que la moitié de l'équation. L'éducation joue également un rôle essentiel. Dans certains cas, il peut être possible de trouver un compromis qui respecte les croyances du patient tout en garantissant sa sécurité. Par exemple, pourrait-on réorganiser les horaires des médicaments pendant le Ramadan ou utiliser des alternatives à la transfusion sanguine pour les témoins de Jéhovah?

Il y a aussi des moments où la médecine et les croyances culturelles ou religieuses peuvent entrer en conflit direct. Dans de tels cas, une communication claire, honnête et respectueuse est essentielle. Il est important de s'assurer que le patient (ou sa famille) comprend pleinement les risques et les bénéfices associés à chaque décision.

Collaborer avec des leaders communautaires ou religieux peut également s'avérer bénéfique. Ces individus peuvent offrir des perspectives précieuses, aider à la médiation et fournir un soutien spirituel au patient.

La prise de décision médicale dans des contextes culturels ou religieux spécifiques est un acte délicat d'équilibrage. Cela nécessite de la flexibilité, de la patience, du respect et, surtout, de l'humilité. Dans cet équilibre, il est essentiel de se rappeler que chaque patient est unique, avec sa propre histoire, ses croyances et ses besoins. Et c'est en reconnaissant et en honorant cette individualité que les professionnels de la santé peuvent offrir les meilleurs soins possibles.

L'éthique de la chirurgie esthétique à des fins non médicales

La chirurgie esthétique, une branche de la chirurgie plastique, suscite depuis longtemps un débat éthique, en particulier lorsqu'elle est pratiquée à des fins non médicales. L'essor de la chirurgie esthétique dans un monde où l'apparence joue un rôle capital met en lumière des questions complexes sur l'autonomie individuelle, l'identité, les pressions sociétales et les limites de la médecine.

Voyagez avec moi dans le monde nuancé de cette réflexion éthique :
Au cœur du débat se trouve l'idée de l'autonomie. Les individus ont-ils le droit de modifier leur corps comme bon leur semble, même si cela n'est pas nécessaire d'un point de vue médical? La plupart des éthiciens soutiendraient que oui, les adultes ont le droit de prendre des décisions éclairées concernant leur propre corps, tant que cela ne nuit pas à autrui.

Mais ici, le mot "éclairé" prend une importance capitale. Le consentement éclairé ne se limite pas à la simple compréhension des risques médicaux, mais englobe également une prise de conscience des motivations sous-jacentes, des attentes potentiellement irréalistes, et de l'influence des normes sociétales. Si une personne souhaite subir une intervention en raison de pressions sociales ou d'une faible estime de soi, la décision est-elle vraiment autonome?

Ce qui nous amène à un autre point crucial : les normes esthétiques sont, dans une large mesure, façonnées par la culture, la société et les médias. Dans une société obsédée par la jeunesse et la beauté, peut-on dire que le désir d'une intervention est véritablement un choix libre, ou est-il le produit d'influences extérieures et de normes souvent inatteignables?

Il y a aussi la question des ressources. Dans de nombreuses régions du monde, l'accès aux soins médicaux est limité. Est-il éthique d'utiliser des ressources médicales précieuses pour des interventions esthétiques non essentielles, lorsque d'autres pourraient bénéficier de soins médicaux vitaux?

Et puis, il y a l'aspect commercial. La chirurgie esthétique est une industrie lucrative. Comment s'assurer que les décisions prises par les chirurgiens ne sont pas influencées par des gains financiers? Les patients sont-ils exploités, ou la chirurgie esthétique est-elle simplement une réponse à une demande légitime du marché?

Enfin, il y a le débat sur l'essence même de la médecine. Le serment d'Hippocrate stipule : "D'abord, ne pas nuire". Mais que signifie "nuire" dans ce contexte? Si une intervention améliore le bien-être psychologique d'une personne, même si elle n'est pas médicalement nécessaire, peut-on dire qu'elle est nuisible?

Naviguer dans ces eaux éthiques nécessite une réflexion profonde, non seulement de la part des chirurgiens eux-mêmes, mais aussi de la société dans son ensemble. Alors que la chirurgie esthétique continue d'évoluer, il est impératif que le débat éthique évolue également, en mettant l'accent sur le bien-être, l'autonomie et la dignité de chaque individu.

Chapitre 31 :
PERSPECTIVES D'AVENIR ET VISION

Les défis à venir
pour la chirurgie maxillo-faciale

La chirurgie maxillo-faciale, tout en évoluant rapidement avec des progrès technologiques significatifs, fait face à un certain nombre de défis futurs. Approfondissons quelques-uns de ces défis et les perspectives associées.

1. Adaptation aux Nouvelles Technologies :
   * **Défi :** Les avancées telles que la chirurgie assistée par robot et l'impression 3D offrent de nouvelles possibilités, mais exigent également une formation et une adaptation constantes de la part des chirurgiens.
   * **Perspective :** Les programmes de formation et de certification devront évoluer pour intégrer ces compétences, garantissant que les chirurgiens sont non seulement techniquement compétents mais également capables d'exploiter pleinement les outils technologiques disponibles.

2. Prise en Charge des Patients avec des Affections Complexes :
   * **Défi :** La gestion des patients ayant des comorbidités complexes, tels que les patients âgés ou ceux atteints de maladies chroniques, nécessite une approche multidisciplinaire.
   * **Perspective :** Des collaborations plus étroites avec d'autres spécialités médicales et un accent sur une approche de soins globale sont essentiels.

3. Accès aux Soins Chirurgicaux :
   * **Défi :** De nombreux patients dans le monde entier n'ont pas accès à des soins chirurgicaux de base, un

problème exacerbé dans les régions à faibles ressources.

- **Perspective :** Les chirurgiens maxillo-faciaux et les organisations professionnelles doivent plaider en faveur d'une meilleure répartition des ressources et travailler pour améliorer l'accès aux soins dans les régions sous-desservies.

4. Gestion des Attentes des Patients :

- **Défi :** Avec l'augmentation des procédures esthétiques, gérer les attentes des patients devient de plus en plus crucial.
- **Perspective :** Une communication claire et honnête, ainsi que l'éducation des patients sur les résultats possibles et les risques, sont fondamentales.

5. Questions Éthiques :

- **Défi :** Les questions éthiques, notamment concernant les chirurgies esthétiques non essentielles, nécessitent une réflexion et une navigation prudentes.
- **Perspective :** Un engagement continu envers les principes éthiques fondamentaux et une discussion ouverte et honnête sur ces questions sont impératifs.

6. Recherche et Développement :

- **Défi :** La recherche en chirurgie maxillo-faciale doit continuer à progresser pour améliorer les techniques chirurgicales et les résultats des patients.
- **Perspective :** Un investissement accru dans la recherche et le développement est essentiel pour faire avancer la spécialité.

7. Formation et Éducation :

- **Défi :** Assurer une formation continue et une éducation de haute qualité pour les chirurgiens maxillo-faciaux est essentiel.
- **Perspective :** Les institutions éducatives et les hôpitaux doivent s'engager à fournir des opportunités d'éducation et de formation continues de haute qualité.

-

Bien que la chirurgie maxillo-faciale fasse face à ces défis et à d'autres, la résolution proactive de ces problèmes et l'adoption d'innovations peuvent aider la spécialité à progresser, améliorant ainsi les soins et les résultats pour les patients à travers le monde.

L'avenir de la formation infirmière dans cette spécialité

L'avenir de la formation infirmière, en particulier dans la spécialité de la chirurgie maxillo-faciale, promet d'être à la fois dynamique et en constante évolution. Abordons les principales tendances, innovations et adaptations auxquelles on pourrait s'attendre :

1. Formation Basée sur la Simulation :
Les technologies de simulation ont connu une croissance rapide. On s'attend à ce que la formation des infirmiers dans cette spécialité inclue de plus en plus de sessions de simulation, offrant un environnement sûr pour pratiquer des compétences avancées avant d'interagir avec de vrais patients.

2. Formation Continue et Spécialisation :
Avec l'évolution rapide de la technologie médicale et des techniques chirurgicales, les infirmiers devront s'engager dans une éducation continue pour rester à jour. Des modules de formation avancés ou des certifications spécialisées pourraient être proposés.

3. Approche Multidisciplinaire :
L'importance d'une prise en charge patient centrée sur l'équipe sera renforcée. La formation encouragera une collaboration accrue entre infirmiers, chirurgiens, anesthésistes, orthophonistes et autres professionnels de la santé.

4. Accent sur les Soft Skills :
En plus des compétences cliniques, une plus grande importance sera accordée à la formation en communication, en empathie, en gestion du stress et en prise de décision éthique.

5. Technologie et Télémédecine :
L'avenir verra probablement une plus grande incorporation de la technologie dans les soins infirmiers. Les infirmiers seront formés à utiliser des outils de télémédecine, des applications de suivi patient, et d'autres technologies émergentes.

6. Formation Culturelle et Éthique :
La formation soulignera l'importance de comprendre les diverses perspectives culturelles, religieuses et individuelles des patients, et comment ces éléments peuvent influencer les soins.

7. Recherche et Participation à la Pratique Basée sur des Preuves :
Les infirmiers seront encouragés à participer à la recherche clinique et à appliquer des pratiques basées sur des preuves solides, améliorant ainsi les normes de soins.

8. Apprentissage Hybride :
Avec le développement des technologies d'apprentissage en ligne, on peut s'attendre à une combinaison d'apprentissage traditionnel en classe et d'apprentissage en ligne, offrant une flexibilité accrue aux étudiants.

9. Placements Cliniques Diversifiés :
Les opportunités de stages pourraient s'étendre au-delà des centres hospitaliers traditionnels, incluant des cliniques spécialisées, des missions médicales à l'étranger et des centres de soins ambulatoires.

10. Renforcement des Compétences en Gestion :
Avec le potentiel de rôles avancés et de leadership pour les infirmiers spécialisés, des modules sur la gestion d'équipe, l'administration et la gestion des ressources pourraient être intégrés.

L'avenir de la formation infirmière dans la chirurgie maxillo-faciale s'annonce riche et varié, adaptant les infirmiers aux besoins changeants des patients et à l'évolution du paysage médical global. Ces adaptations permettront de garantir des soins de haute qualité, tout en offrant aux infirmiers les compétences nécessaires pour prospérer dans leur carrière spécialisée.

Vision et aspirations pour un soin optimal

Dans un monde en constante évolution, où la médecine et la technologie progressent à un rythme effréné, l'idéal de soin optimal peut sembler être une cible mouvante. Néanmoins, notre vision du soin optimal s'enracine dans des principes intemporels, tout en embrassant l'innovation et l'adaptabilité. Voici une esquisse de cette vision, ainsi que des aspirations qui sous-tendent chaque élément :

1. Centré sur le patient :
Chaque patient est unique, avec des besoins, des valeurs et des aspirations individuels. Un soin optimal reconnaît et honore cette singularité, en mettant le patient au centre de toutes les décisions médicales.

2. Approche Holistique :
Les soins ne doivent pas se limiter à traiter une maladie ou un symptôme. Ils doivent embrasser toutes les facettes de l'individu : physique, mentale, émotionnelle, sociale et spirituelle.

3. Accès Universel :
Chaque individu, quelles que soient ses origines, sa situation financière ou géographique, devrait avoir accès à des soins de qualité.

4. Intégration des Technologies Avancées :
Bien que la technologie seule ne puisse définir des soins optimaux, elle peut grandement y contribuer. L'intégration d'innovations médicales, de la télémédecine, et d'autres outils technologiques permettra d'améliorer le diagnostic, le traitement et le suivi.

5. Formation Continue :
Les professionnels de la santé doivent s'engager dans un apprentissage continu, en veillant à ce que leurs compétences et connaissances reflètent les meilleures pratiques actuelles.

6. Communication Transparente et Efficace :
Une communication claire entre les patients, leurs familles et les professionnels de santé est cruciale. Cela renforce la confiance, améliore la conformité aux traitements et encourage une prise de décision éclairée.

7. Prise de Décision Collaborative :
Les patients doivent être acteurs de leur propre santé, collaborant étroitement avec leurs prestataires de soins dans le processus de prise de décision.

8. Recherche et Innovation :
Un soin optimal nécessite une exploration constante de nouvelles méthodes, traitements et approches, soutenue par une recherche rigoureuse.

9. Sécurité :
Assurer la sécurité des patients est primordial, avec des protocoles clairs pour minimiser les erreurs et gérer efficacement les complications.

10. Éthique et Intégrité :

Tous les soins doivent être dispensés dans le respect de la dignité humaine, avec une adhésion stricte à des normes éthiques élevées.

Notre aspiration est simple : offrir à chaque patient le meilleur soin possible, dans un environnement empreint de compassion, d'excellence, d'innovation et de respect. En gardant toujours cette vision à l'esprit, nous pouvons naviguer à travers les défis du monde médical moderne, tout en fournissant des soins qui élèvent véritablement la condition humaine.

Chapitre 32 :
CONSEILS PRATIQUES ET RESSOURCES

Gérer le stress
et l'épuisement professionnel

Gérer le stress et l'épuisement professionnel est une préoccupation majeure dans de nombreux domaines professionnels, en particulier dans ceux liés à la santé. L'intensité des responsabilités, les longues heures de travail et les situations émotionnellement chargées peuvent rapidement mener à une sensation de surmenage. Reconnaître les signes avant-coureurs et mettre en œuvre des stratégies proactives peut aider à prévenir et à traiter ces défis.

Reconnaissance des Symptômes :
L'épuisement professionnel ne survient pas du jour au lendemain. Il s'installe progressivement et se manifeste à travers divers symptômes :
- **Physiques :** Fatigue persistante, troubles du sommeil, maux de tête ou douleurs musculaires.
- **Émotionnels :** Sentiments d'isolement, d'abattement, de cynisme ou d'irritabilité accrue.
- **Comportementaux :** Diminution de la productivité, évitement du travail, modifications des habitudes alimentaires ou de consommation d'alcool.

Stratégies de Gestion :
- **Établir des Limites :** Il est essentiel de savoir dire non et de définir des limites claires entre la vie professionnelle et personnelle. Il peut s'agir de déconnecter les e-mails professionnels en dehors des heures de travail ou de prendre des pauses régulières pendant la journée.

- **Prendre Soin de Soi :** Les activités telles que la méditation, le yoga, l'exercice physique et une alimentation équilibrée peuvent aider à gérer le stress.
- **Connexion Sociale :** Parler à des collègues, des amis ou un thérapeute peut fournir un soutien émotionnel. La solidarité et le partage d'expériences peuvent offrir une perspective et un soulagement.
- **Poursuivre une Passion :** Avoir un hobby ou une activité en dehors du travail peut aider à se détendre et à se déconnecter des pressions professionnelles.
- **Éducation et Formation :** Participer à des formations sur la gestion du stress ou la résilience peut fournir des outils pour gérer les situations difficiles.
- **Prendre des Vacances :** Prendre régulièrement du temps pour se reposer et se ressourcer est vital pour prévenir l'épuisement professionnel.
- **Demander de l'Aide :** Si le stress devient accablant, il peut être utile de consulter un professionnel de santé, comme un psychologue ou un conseiller.
- **Reconsidérer le Rôle ou la Carrière :** Dans certains cas, une transition vers un autre poste ou une autre spécialité peut être nécessaire pour préserver la santé mentale et émotionnelle.
- **Culture Organisationnelle :** Les employeurs ont également un rôle à jouer en créant un environnement de travail sain, en reconnaissant les signes d'épuisement chez les employés et en offrant un soutien adéquat.

Gérer le stress et l'épuisement professionnel nécessite une approche proactive, à la fois de la part des individus et des organisations. En prêtant attention aux signaux d'alarme et en prenant des mesures préventives, il est possible de maintenir un équilibre sain entre le travail et la vie personnelle.

Se tenir informé
des avancées dans le domaine

Se tenir informé des avancées dans un domaine professionnel, en particulier dans un domaine aussi dynamique que la médecine et la chirurgie maxillo-faciale, est absolument crucial. L'adaptation aux innovations et aux nouvelles méthodologies est essentielle pour offrir les meilleurs soins possibles aux patients, pour rester compétitif et pour continuer à se développer en tant que professionnel. Voici quelques conseils sur la façon de rester à jour :

- **Abonnements à des Revues Scientifiques :** Il existe de nombreuses revues académiques qui publient régulièrement des articles basés sur des recherches récentes. Ces revues sont souvent le premier endroit où de nouvelles découvertes sont partagées avec la communauté médicale.
- **Conférences et Séminaires :** Assister à des conférences professionnelles vous permet non seulement d'entendre parler des dernières recherches directement des experts, mais aussi de réseauter avec d'autres professionnels et de partager des expériences.
- **Formation Continue :** Beaucoup de professions liées à la santé ont des exigences de formation continue. Ces formations peuvent prendre la forme de cours en ligne, d'ateliers ou de sessions pratiques.
- **Communautés en Ligne et Forums :** Il existe d'innombrables forums et groupes en ligne où les professionnels peuvent poser des questions, partager des découvertes ou discuter des dernières nouvelles de leur domaine.
- **Livres et Publications :** Outre les revues scientifiques, de nombreux experts publient des livres

qui approfondissent certains sujets ou présentent de nouvelles perspectives.

- **Réseautage :** Parler avec des collègues, participer à des groupes de discussion et rejoindre des associations professionnelles peut offrir de nombreuses opportunités d'apprendre des autres.
- **Technologie :** Utilisez des applications, des logiciels ou d'autres outils technologiques conçus spécifiquement pour votre domaine. Ceux-ci sont souvent mis à jour avec les dernières connaissances et peuvent offrir des formations ou des tutoriels intégrés.
- **Universités et Institutions de Recherche :** Collaborer avec des institutions académiques peut offrir un accès à des recherches de pointe, à des essais cliniques et à d'autres ressources précieuses.
- **Consultez les Médias Spécialisés :** Certains sites web, chaînes YouTube, podcasts ou blogs sont dédiés à la diffusion des dernières nouvelles et tendances dans des domaines spécifiques.
- **Adoptez une Mentalité d'Apprentissage Continu :** Il est essentiel d'adopter une attitude proactive en matière d'apprentissage. Au lieu d'attendre que les informations viennent à vous, recherchez activement les nouvelles connaissances et soyez ouvert aux changements.

Se tenir informé nécessite un engagement actif. La médecine est un domaine qui évolue constamment, avec de nouvelles découvertes, techniques et technologies émergeant fréquemment. En investissant du temps et des efforts pour rester à jour, les professionnels peuvent offrir une meilleure qualité de soins à leurs patients et enrichir leur propre carrière.

Ressources et associations professionnelles

Les ressources et associations professionnelles jouent un rôle fondamental dans le soutien des professionnels de la santé, notamment ceux impliqués en chirurgie maxillo-faciale. Ces organismes offrent des opportunités de formation continue, de réseautage, d'accès à des recherches de pointe, et ils représentent souvent les intérêts de leurs membres auprès des institutions gouvernementales et du public.

- Associations Professionnelles :
    - **International Association of Oral and Maxillofacial Surgeons (IAOMS)** : C'est l'une des principales organisations dédiées à la chirurgie orale et maxillo-faciale. Elle promeut l'échange de connaissances et de ressources entre chirurgiens du monde entier.
    - **American Association of Oral and Maxillofacial Surgeons (AAOMS)** : Pour les professionnels basés aux États-Unis, l'AAOMS offre des formations, des conférences et des publications pertinentes.
    - D'autres pays ont souvent leurs propres associations nationales spécifiques à la chirurgie maxillo-faciale.
- Journaux et Revues :
    - **Journal of Oral and Maxillofacial Surgery (JOMS)** : Une revue de premier plan dans ce domaine qui publie des articles basés sur des recherches récentes.
    - **International Journal of Oral and Maxillofacial Surgery** : Une autre source importante pour les dernières recherches et études de cas.

- **Conférences et Séminaires :** Ces événements sont essentiels pour le réseautage, l'apprentissage des dernières techniques et la découverte de nouvelles recherches. Les associations mentionnées ci-dessus organisent régulièrement des conférences.
- **Formations en ligne :** De nombreux sites web, universités et associations proposent des cours en ligne pour aider les professionnels à se tenir informés des dernières techniques et découvertes.
- **Forums et Groupes de Discussion :** Ces plateformes permettent aux professionnels d'échanger des idées, de poser des questions et de partager des expériences avec leurs pairs du monde entier.
- Autres Ressources :
  - **Bibliothèques médicales et bases de données** : Des ressources comme PubMed offrent un accès à une vaste collection d'articles et de recherches.
  - **Organismes de certification** : Ces institutions établissent et maintiennent les normes professionnelles. Ils offrent souvent des ressources pour aider les professionnels à obtenir et renouveler leur certification.
- **Collaborations Interprofessionnelles :** Se rapprocher d'associations dans des domaines connexes, comme la dentisterie, la chirurgie plastique, l'oncologie, etc., peut offrir des perspectives élargies et des opportunités de collaboration.

Pour maximiser les avantages de ces ressources, il est conseillé aux professionnels de s'impliquer activement : adhérer à des associations, assister à des conférences, participer à des discussions, et se tenir régulièrement informés des publications dans des revues de premier plan. Ces démarches garantissent non seulement une pratique informée, mais renforcent également la réputation et la crédibilité du professionnel dans sa communauté.

Chapitre 33 :
CONCLUSION -
VERS UN AVENIR PROMETTEUR

La contribution inestimable de l'infirmier en chirurgie maxillo-faciale

La chirurgie maxillo-faciale, avec son éventail complexe d'interventions allant de la correction des malformations congénitales à la reconstruction post-traumatique, nécessite une expertise spécialisée non seulement du chirurgien, mais également de toute l'équipe médicale. Au cœur de cette équipe, l'infirmier ou l'infirmière en chirurgie maxillo-faciale apporte une contribution inestimable.

La première interaction d'un patient avec l'infirmier peut déterminer la tonalité de l'expérience chirurgicale. Par leur approche empathique, les infirmiers rassurent les patients et leurs familles, clarifient leurs doutes, et établissent un climat de confiance. Ils jouent un rôle essentiel dans la préparation pré-opératoire, s'assurant que le patient comprend la procédure, ses bénéfices et ses risques.

Durant l'intervention chirurgicale, l'infirmier de bloc opératoire travaille en étroite collaboration avec le chirurgien, anticipant ses besoins, veillant à la stérilité et à la sécurité, tout en surveillant en permanence le bien-être du patient. La rapidité, la précision et la compétence de l'infirmier peuvent influencer significativement le déroulement de la chirurgie.

La phase post-opératoire est tout aussi cruciale. L'infirmier veille à la douleur, surveille les signes de complications, guide le patient à travers les soins post-opératoires, et sert souvent de liaison entre le patient, la famille et l'équipe médicale. La capacité de l'infirmier à enseigner, à rassurer et à encourager peut accélérer la convalescence et optimiser les résultats chirurgicaux.

Mais au-delà des compétences techniques, c'est peut-être dans le domaine émotionnel que l'infirmier brille le plus. La chirurgie maxillo-faciale peut souvent avoir un impact profond sur l'identité et l'estime de soi, et le soutien psychologique offert par l'infirmier est primordial. Qu'il s'agisse d'écouter les inquiétudes d'un patient, de partager des réussites post-opératoires ou d'accompagner un patient à travers les défis de la réadaptation, l'infirmier est souvent la bouée émotionnelle sur laquelle le patient s'appuie.

En outre, l'infirmier en chirurgie maxillo-faciale contribue à la formation continue, à la recherche, à l'amélioration des protocoles et à l'élaboration de politiques. Par leur proximité avec le patient, ils sont souvent les premiers à identifier les domaines d'amélioration, proposant des solutions innovantes pour améliorer les soins et l'efficacité.

La valeur de l'infirmier en chirurgie maxillo-faciale réside dans sa capacité à fusionner compétence technique, soins compassionnels et expertise clinique pour offrir une expérience holistique aux patients. Dans un domaine où chaque millimètre compte, où la fonction et la forme se rejoignent, et où le physique et l'émotionnel sont inextricablement liés, l'infirmier se démarque comme un pilier central de l'expérience chirurgicale.

L'impact de la technologie et de l'innovation sur l'avenir

L'impact de la technologie et de l'innovation sur l'avenir est un sujet vaste qui se manifeste dans presque tous les domaines de notre vie. En médecine, dans les communications, l'éducation, l'industrie, et même notre quotidien, la technologie et l'innovation sont les catalyseurs qui façonnent le futur.

1. Médecine et soins de santé :
La télémédecine, la chirurgie robot-assistée, la génomique, et l'intelligence artificielle en diagnostics transforment radicalement les soins de santé. Des maladies autrefois incurables sont désormais traitables grâce à la thérapie génique. Les wearables médicaux permettent une surveillance continue, offrant des données précieuses pour un diagnostic précoce et une prévention.

2. Communications :
La 5G et les technologies futures promettent des vitesses de communication plus rapides, une latence réduite, et une connectivité omniprésente. Cela facilite l'essor de villes intelligentes, de véhicules connectés et de l'Internet des objets (IoT).

3. Éducation :
La réalité virtuelle et augmentée, les plateformes d'apprentissage en ligne, et l'IA personnalisent l'expérience éducative, rendant l'apprentissage plus accessible et adapté aux besoins individuels des apprenants.

4. Énergie et environnement :
Les innovations dans les énergies renouvelables, comme le solaire et l'éolien, ainsi que les avancées dans le stockage d'énergie, tendent vers un avenir plus vert. Les technologies de capture et de stockage du carbone pourraient également jouer un rôle crucial dans la lutte contre le changement climatique.

5. Industrie et fabrication :
L'impression 3D, la robotique avancée, et l'Internet industriel des objets révolutionnent la production,

permettant une fabrication plus agile, personnalisée et locale.

6. Économie et finance :
Les cryptomonnaies, la blockchain, et les fintechs redéfinissent les transactions, la confiance et la sécurité dans le monde financier.

7. Quotidien :
De l'automatisation domestique à la réalité augmentée pour les achats, la technologie améliore et simplifie notre quotidien.

Toutefois, avec ces progrès viennent des défis. Les questions de confidentialité, d'éthique, de sécurité et d'équité se posent avec acuité. Par exemple, comment garantir que l'IA, dans son apprentissage automatique, n'intègre pas de biais? Comment les sociétés réglementent-elles et adoptent-elles de nouvelles technologies sans étouffer l'innovation?

L'avenir, avec l'aide de la technologie et de l'innovation, est plein de promesses, mais nécessite également une réflexion approfondie, une réglementation judicieuse, et une adoption responsable pour garantir que ces avancements profitent à tous de manière équitable.

Inspirer
la prochaine génération d'infirmiers

Inspirer la prochaine génération d'infirmiers est plus qu'une question de formation technique. C'est aussi, et peut-être surtout, une question d'allumage d'une flamme intérieure, de transmission de passion et de valeurs. L'infirmier est au cœur de la relation soignant-soigné, et il incarne à la fois la science et l'humanité du métier médical.

1. Récits et témoignages :
Les histoires vécues, les réussites et les défis surmontés peuvent être une source d'inspiration majeure. La nouvelle génération doit entendre les récits de ceux qui sont intervenus en première ligne lors de crises sanitaires, qui ont accompagné des patients en fin de vie ou qui ont vécu des moments d'espoir incroyables.

2. La dimension humaine :
Souligner l'impact humain du rôle d'infirmier est essentiel. Le simple fait de tenir la main d'un patient, de rassurer une famille ou d'offrir un sourire peut avoir un impact énorme. Cette connexion humaine, ce lien profond qui se crée entre l'infirmier et le patient, est unique et doit être valorisé.

3. Innover dans la formation :
Les techniques d'apprentissage évoluent. Les simulations, la réalité virtuelle, et les études de cas interactives peuvent rendre la formation plus dynamique et plus proche de la réalité du terrain.

4. Mentorat :
La mise en place de programmes de mentorat peut aider les jeunes infirmiers à se projeter dans leur futur rôle. Avoir un mentor, quelqu'un pour guider, conseiller et partager des expériences, peut être déterminant dans la vocation d'un jeune professionnel.

5. Valorisation du métier :
Il est crucial de valoriser le rôle de l'infirmier dans le système de santé. Ceci passe par une reconnaissance tant au niveau salarial que sociétal. Un infirmier bien considéré et respecté inspirera davantage de vocations.

6. Adaptabilité :
Le monde de la santé évolue rapidement. La prochaine génération d'infirmiers doit être préparée à s'adapter, à apprendre et à évoluer tout au long de sa carrière. Cela

signifie promouvoir la formation continue et encourager la curiosité professionnelle.

7. Engagement social :

La nouvelle génération est de plus en plus engagée socialement. Il faut mettre en avant la dimension sociale et éthique du métier d'infirmier. Participer à des missions humanitaires, s'engager dans des causes, ou encore défendre les droits des patients sont autant d'aspects qui peuvent séduire et inspirer.

Enfin, chaque infirmier, par son dévouement, son professionnalisme et sa passion, est déjà une source d'inspiration. Il est important de donner à chacun les moyens de partager son expérience, de transmettre son savoir, et d'incarner les valeurs profondes de ce métier indispensable.

Retrouvez chacun de mes livres publiés sur Amazon sur le lien suivant :

https://www.amazon.fr/dp/B0CP8T3K57

Pour un prix unitaire beaucoup plus intéressant, vous pouvez également acheter l'intégralité de mes livres en format e-books (pdf) sur le site internet suivant :

http://espaceformation-ide.com

Avec toute ma considération...

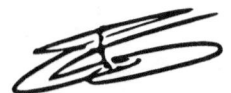

www.ingramcontent.com/pod-product-compliance
Lightning Source LLC
Chambersburg PA
CBHW072150290526
45794CB00004B/1464